슬기로운
육아
처방전

진료실에서 부모가 가장 궁금해하는 질문에 답하다

슬기로운 육아 처방전

정성관·백정현 지음

비타북스

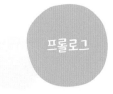
우리 아이들의 밝고
행복한 미래를 위해

병원에서 아이들을 진료할 때마다 자주 생각하는 것이 있습니다. '우리 아이들이 나중에 커서 어떤 삶을 살게 될까?' 보호자가 어떤 선택을 하는지에 따라, 혹은 아이들이 스스로 어떤 선택을 하는지에 따라 저마다 다른 삶을 영위하게 될 것입니다. 아이들은 커서 사회의 한 일원이 될 것이고 훌륭한 아빠와 엄마가 될 것입니다. 또 멋진 시를 쓰는 시인, 자신의 꿈을 이루는 사업가, 미래를 열어가는 연구자, 기업에서 필요한 인재 등 다양한 곳에서 자신이 선택한 길을 걷게 될 것입니다.

아이를 키우면서 항상 웃는 날만 있는 것은 아니지요. 때로는 힘들고 지치기도 합니다. 그런 과정에서 아이는 아빠, 엄마, 가족을 비롯해 수많은 사람과 관계를 맺고 즐거움과 괴로움, 기쁨과 슬픔, 환희와 좌절 같은 다양한 감정을 함께 느낍니다. 이렇게 아이는 우리 삶의 중요한 부분이 되어가고 결국 무엇과도 바꿀 수 없는 가장 소중한 존재가 되는 것이지요. 아이들은 키워지는 것이 아니라 스스로 보고 느끼고 자라나는 존재이며, 우리는 그 옆에서 조금 도움을 줄 뿐입니다. 지금 내 앞에 있는 아이가 미래에 얼마나 사회에 기여할 것인지, 혹은 사회에 어떤 영향을 미치는 사람이 될지는 지금으로서는 알 수 없습니다. 아이들은 저마다 기질이 다르고, 각각의 기질을 두고 옳다, 그르다 얘기할 수도 없지요. 하지만 적어도 지금 아이들의 순수함을 저는 믿습니다.

소아청소년과 의사는 이렇듯 각각 다른 성향과 잠재력을 가진 아이들이 건강 때문에 하고 싶은 일에 도전하지 못하는 경우가 없도록, 또 부모님이 더욱 긍정적인 마음으로 아이를 키울 수 있도록 돕는 조력자 역할을 맡고 있다고 생각합니다. 최근 서울의대 학장님과 함께할 자리가 있었는데 학장님은 의사의 역할이 '밝은 사회'를 만드는 것이라고 하셨습니다. 그날따라 이 한마디가 정말 크게 마음에 와닿았습니다. 의사는 한 개인의 건강과 안녕을 위해 최선을 다하고, 그리하여 그 개인과 관계를 맺고 있는 주변인들까지 행복해지면 결국 사회 전체가 밝아질 것이라는 의미로 느껴졌습니다. 저 역시 소아청소년과 의사로서 우리 아이들이 건강하게 잘 자라서 모두가 하고 싶은 일을 열심히 해나가고, 주변 사람들과 함께 행복하게 살아갈 수 있도록 그들의 '밝은 미래'를 만들어 주고 싶다는 마음이 들었습니다.

남들에게는 사소해 보이지만 아이를 키우는 부모들에게는 너무도 간절한 다양한 질문들을 진료실에서 듣게 됩니다. 부모들이 가장 궁금해하는 질문에 답하고, 꼭 알아야 할 질병 지식과 육아 정보를 담아 그들의 걱정을 한 가지라도 덜어줄 수 있다면 이 또한 아이의 미래와 한 가정의 행복, 더 나아가 밝은 사회까지 도움이 되리라는 믿음으로 이 책을 썼습니다. 이 책을 읽는 모든 독자분이 조금 더 안심하고, 조금 더 웃을 수 있기를 기원합니다.

저 역시 부모님의 사랑과 헌신으로 이 자리에 있을 수 있음을 부모님께 감사드립니다. 그리고 이 책을 쓸 수 있도록 많은 도움을 준 우리아이들의료재단 의료진과 직원들의 노고에 감사 인사를 전합니다.

정성관

차례

프롤로그 우리 아이들의 밝고 행복한 미래를 위해 • 004
에필로그 37.5℃의 눈물 • 286

Part 1

우리 아이, 아프지 않도록

소아청소년과 전문의가 전하는 짧은 이야기 1 부모가 된다는 것 014

1 우리 아이 열이 날 때 016
발열은 열심히 싸우고 있다는 신호 016 | 올바른 체온 측정 방법 017 | 체온계의 종류 018 | 가장 효과적인 해열제 복용법 020 | 의식 잃고 몸을 떠는 열성 경련 021 | 편도를 제거하면 열이 안 날까? 023

2 일 년 내내 먹는 감기약, 괜찮을까? 026
감기는 면역을 키우는 과정 026 | 감기인데 에어컨 틀어도 될까? 028 | 호흡기 건강을 위한 똑똑한 가습기 사용법 030 | 항생제, 이렇게 오래 먹어도 될까? 031 | 올바른 항생제 복용법 032

3 기침이 안 떨어질 때 034
멈추지 않는 기침의 진짜 원인은? 034 | 이런 기침이라면 응급실 찾아야 036 | 집에서 기침 완화하는 팁 037 | "네블라이저에 쓸 약을 처방해주세요" 038 | 네블라이저 종류 038

4 귀를 자꾸 만지는 중이염 040
세 살 이하 아기, 넷 중 셋이 걸리는 중이염 040 | 귀의 구조 041 | 귀를 자꾸 만지는 또 다른 이유 043 | 혹시 귀지 때문에 귀를 만지는 건 아닐까? 043

5 알레르기 비염, 불치병일까? 045
'알레르기 행진' 끝에 시작되는 알레르기 비염 045 | 알레르기 비염 의심 증상 046 | 아이가 비염이 심할 때, 수술하는 것이 좋을까? 048 | 집에서 할 수 있는 최고의 비염 치료법, 비강 세척 049

6 두드러기가 났어요 051
특별하게 먹은 것도 없는데 두드러기가 났어요 051 | 두드러기 대부분은 원인 알 수 없어 052 |

Part 2

우리 아이, 잘 먹고 잘 크도록

Part 3

우리 아이, 마음까지 튼튼하도록

소아청소년과 전문의가 전하는 짧은 이야기 4　진료실에서 만나는 세상 이야기　226

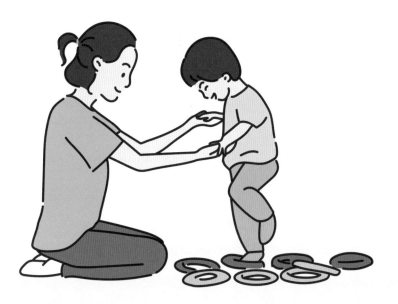

우리
아이,
아프지
않도록

부모가 된다는 것

부모가 된다는 것은 무엇일까? 이 질문에 대한 답을 진료실에서 찾을 때가 있다. 신생아를 안고 오는 부모에게는 특징이 있다. 손에 종이를 꼭 쥐고 들어오거나, 휴대폰 메모장을 켠 채로 진료실로 들어온다. 깨알 같은 글씨로 아이의 상태를 빼곡히 적어오는 것이다. 몇 시, 몇 분에 얼마를 먹었고, 기저귀는 몇 개를 갈았으며, 어떤 변을 보았는지 사진으로까지 찍어서 보여준다. 더욱 놀라운 건 새벽 2~3시의 아이 상태까지 꼼꼼하게 기록됐다는 점이다. 밤새 잠도 못 자고 아픈 아이를 돌보다 날이 밝자 바로 진료 보러 왔음이 틀림없다. 이렇게 부모는 아이가 통잠을 잘 수 있을 때까지 수개월 동안 계속해서 아이를 밤새도록 지켜본다.

아이를 위해 헌신하는 것은 혈연으로 맺어진 부모만이 아니다. 우리 병원은 가톨릭에서 운영하는 입양원과 결연을 맺고 이곳의 아이들을 진료해주고 있다. 아이가 입양이 안 되고 오랫동안 입양원에 머물거나, 새로 들어와 보살핌을 받는 아이가 많아지면 마음이 편치 않다. 새로운 부모를 만날 때까지 수녀님들이 사랑으로 아이들을 돌보는 모습을 보고 있노라면, 혈연이라는 것이 부모가 되기 위한 충분조건도 필요조건도 아니라는 사실을 깨닫는다.

또 부모는 아이가 아무리 아파도 실낱같은 희망이라도 남아 있으면 이를 붙잡고 최선을 다한다. 우리 병원에서 아이들 검진을 담당하시는 센터장님이 들려준 이야기이다. 예약 환자가 예정 시간보다 2시간도 더 지나서 온 적이 있는데, 진료실 문이 열리고 환아와 부모님을 마주하는 순간 당황하지 않을 수 없었다고 한다. 기관절개를 하고 산소발생장치를 연결한 채 가냘픈 숨을 몰아쉬는 주먹만 한 아기가 숨이 넘어갈 듯 그렁거리고 있었기 때문이다. 에드워드증후군을 가지고 태어난 아기였는데, 이 증후군을 가진 아기는 태어난다고 하더라도 생명을 이어가기 어려운 경우가 많다. 종합병원 신생아 집중치료실에서 치료를 받다가 퇴원하면서 BCG를 접종하려고 방문한 것이었다. 진료 중에도 보호자는 퇴원 수속이 예정보다 오래 걸려 늦었다며 연신 미안해했다. 앞으로 얼마를 더 살지 모를 아이에게 해줄 수 있는 모든 것을 다 해주고 싶은 부모의 마음이 절절히 느껴져 센터장님 가슴이 먹먹했다고 했다.

부모도 부모가 처음이라 아이를 어떻게 키우고 가르쳐야 할지, 부모와 자식 간에 서로를 어떻게 감싸주고 이해해야 하는지 모를 때가 많다. 그래서 실수도 하고 시행착오도 겪는다. '내리사랑은 있어도 치사랑은 없다'고 했던가. 힘들고 어려운 현실 속에서도 부모이기 때문에 멈출 수 없는 그 도전에 소아청소년과 의사로서 작은 도움을 보태며 더불어 용기와 위로를 드리고 싶다.

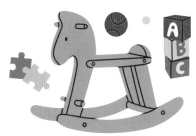

우리 아이 열이 날 때

열이 나면 반드시 병원에 가야 하나요? 해열제는요?

미열이 조금 나도 아이가 잘 먹고 잘 논다면 병원도, 해열제도 필요하지 않고, 더 나빠지지 않는지만 잘 살펴보면 됩니다. 이때 열이 38℃를 넘으면 병원에 가서 원인을 확인합니다. 해열제는 열이 나면서 아이가 힘들어할 때 먹여요. 단 3개월 미만 아기가 38℃를 넘거나, 열이 나면서 5분 이상 경련을 할 때는 바로 응급실로 가야 합니다.

발열은 열심히 싸우고 있다는 신호

열은 아이가 소아청소년과에 오는 가장 흔한 증상이다. 하지만 의외로 오해도 크다. 발열에 대한 첫 번째 오해는 아파서 열이 난다는 생각이다. 아주 틀린 것은 아니지만, 정확하게 말하면 열은 아이가 감염과 열심히 싸우고 있다는 신호다. 발열을 어떻게 보느냐에 따라 대처 방법이 달라지기 때문에 제대로 이해하는 것이 매우 중요하다.

아이들은 대부분 바이러스에 감염(감기, 독감, 기관지염 등)되거나 세균에 감염(중이염, 인후염, 축농증, 요로감염, 폐렴 등)돼 열이 난다. 바이러스나 세균이 침투하면 우리 몸은 열을 내서 이것의 성장과 증식을 지연시킨다. 체온이 올라가면 바이러스나 세균은 성장과 증식이 억제되고, 40℃가 넘으면 대부분의 바이러스가 증식을 멈춘다. 또 혈액 속 면역 물질인 호중구와 T-림프구를 증가시켜 감염된 세포를 제거한다. 즉, 발열은 병원체를 물리치기 위해 꼭 필요한 면역 반응이다. 그렇기 때문에 열이 날 때 무조건 열을 내리는 것이 능사가 아니다.

발열에 대한 두 번째 오해는 병이 심할수록 고열이 난다는 믿음이다. 하지만 체온이 높을수록 질병의 증세가 심한 것은 아니다. 열이 몇 ℃인가 보다 더 중요한 것은 열로 인해 아이가 얼마나 힘들어하는가이다.

올바른 체온 측정 방법

활발하게 놀던 아이가 갑자기 잘 놀지도, 잘 먹지도 않으면서 끙끙거리고 누워만 있으려 하면 열이 있는 게 아닌가 싶어 이마에 손부터 대본다. 손대신 이마와 이마를 맞대 체온을 느껴보기도 한다. 이런 '엄마표 체온계'는 잘 알다시피 정확하지 않다. 그래서 곧바로 체온계를 꺼내 든다. 체온계는 여러 종류가 있고, 각기 측정 방법도 다르다. 또 몇 ℃까지가 정상이고, 몇 ℃를 넘으면 고열로 보는지도 아리송하다. 따라서 체온과 체온계, 체온 측정법 등에 대해 정확히 알고 있는 것이 중요하다.

체온은 신체 내부의 온도를 말한다. 그런데 어느 부위에서 재느냐에 따라 차이가 나기 때문에 항문에서 6cm 들어간 직장에서 측정한 온도를 표준 체온으로 삼는다. 하지만 체온을 재려고 항문에 체온계를 넣는 것은 쉽지 않아 많이 쓰지 않는 방법이다. 정상 체온은 일반적으로 36.8℃로 보며, 아이는 성인보다 약간 높고, 노인은 성인보다 약간 낮다. 또 아이는 주위 온도에도 영향을 받는데, 신생아는 더 그렇다. 체온이

38℃를 넘어가면 고열이 시작됐다는 징후로 보며, 반드시 소아청소년과 의사가 있는 병원에 가서 열이 나는 원인을 찾아야 한다.

체온계는 귀 적외선 체온계, 피부 적외선 체온계, 전자식 체온계 등 3가지를 많이 사용한다.

체온계의 종류

종류	귀 적외선 체온계	피부 적외선 체온계	전자식 체온계
외형			
측정 부위	귀(고막)	이마, 관자놀이 등	겨드랑이, 구강 등
기술적 특성	· 접촉식 · 적외선 센서	· 비접촉식 · 적외선 센서	· 접촉식 · 반도체 센서

귀 적외선 체온계는 적외선 센서를 이용해 귀 안쪽의 체온을 측정하는 접촉식 체온계다. 짧은 시간에 체온을 잴 수 있어 가장 많이 쓰지만, 센서가 고막이 아니라 외이도 벽을 향하면 잘못 측정될 수 있다는 단점이 있다. 부정확하게 나오면 반복해서 측정해야 하는데, 측정할 때 귀를 약간 잡아당기고 측정기와 고막이 일직선으로 놓이게 하면 정확도를 높일 수 있다. 귀 적외선 체온계를 사용할 때 "중이염이 있는 쪽 귀의 체온이 더 높나요?"라는 질문을 많이 받는데, 염증이 아주 심하면 약간 차이가 있을 수 있지만, 크게 차이 나지는 않는다.

피부 적외선 체온계 역시 적외선 센서를 이용해 이마나 관자놀이, 귀 뒤쪽의 온도를 측정한다. 피부에 직접 대지 않고 3~5cm 거리를 두고 측정하는데, 2초 정도면 체온이 확인된다. 측정 전에 해당 부위에 머리카락이나 이물질이 없는지 살핀다. 또 땀이나 수분이 있으면 증발하면서 열을 빼앗아 체온이 낮게 측정될 수 있으므로, 잘 닦은 뒤 측정한다. 이 역시 3번 정도 측정해 가장 높은 온도를 확인한다.

전자식 체온계는 예전에 사용하던 수은 체온계와 비슷하다. 구강이나 겨드랑이, 항문으로 측정할 수 있는데, 구강 측정의 경우 혀 밑에 체온계 측정부를 넣고, 입을 다문 후 종료음이 울릴 때까지 기다렸다 꺼내서 체온을 확인한다. 겨드랑이에 측정할 때는 땀을 잘 닦은 뒤 측정부를 끼우고 약 5분 정도 기다린다. 항문 측정은 직장에 2cm 내외로 넣은 뒤 1분 정도 기다리면 되고, 가장 정확하다. 다만 전자식 체온계는 의사인 나도 사용해봤지만, 불편해서 잘 안 쓴다.

열이 나서 병원에 갈 때는 언제부터 열이 나고, 체온이 몇 ℃인지 기록해서 가면 정확한 진단에 도움이 된다. 그런데 어떤 부모님은 30분이나 1시간마다 체온을 측정해 메모지에 빼곡히 써서 오시는데, 그럴 필요까지는 없다. 열이 나는 패턴이 중요하므로 3~4시간마다 기록하고, 해열제를 먹이고 나서 열이 떨어지는지 정도만 체크해도 의사 입장에서는 아주 고맙다.

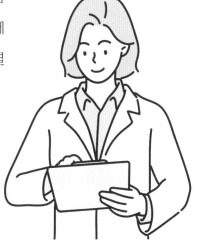

가장 효과적인 해열제 복용법

열 때문에 아이가 힘들어할 때는 약국에서 판매하는 해열제를 먹일 수 있다. 일반적으로 사용하는 해열제는 아세트아미노펜과 이부프로펜 성분의 약이다. 아세트아미노펜은 생후 4개월부터 복용할 수 있고, 체중(kg)당 10~15mg을 4시간 간격으로 먹이되, 하루 최대 5번까지만 복용한다. 이부프로펜은 생후 6개월부터 복용할 수 있고, 체중(kg)당 10mg을 6~8시간 간격으로 하루 최대 4번까지 복용한다.

아이가 열이 잘 내리지 않으면 아세트아미노펜과 이부프로펜을 번갈아 복용하거나 같이 복용하는 경우도 간혹 있는데, 이는 권장하지 않는다. 둘 중 한 가지만 계속 먹이는 게 낫다. 둘을 교차 혹은 병용 투약한다고 해서 열이 빨리 내리지 않으며, 단일 해열제를 쓰는 게 더 효과적이다. 같이 투약하면 과다 투약하거나 부작용이 생길 가능성만 높아진다.

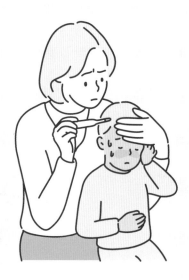

열이 나더라도 아이가 잘 잔다면 자는 아이를 억지로 깨워서 해열제를 먹일 필요는 없다. 다만 열이 나면 탈수 현상이 생길 수 있기 때문에 물을 자주 먹이고, 편안하게 쉬도록 해주자. 열을 내리기 위해 이마에 해열 패치를 붙이기도 하는데, 해열 패치는 해열제 성분은 없고, 피부에 수분을 공급하는 물질과 시원함을 주는 멘톨 등이 들어 있다. 청량감을 주기는 하지만 해열 효과를 기대하기는 어렵다.

지금까지 아이가 열이 날 때 올바른 대처법을 알아보았는데, 때로는 열 때문에 응급실에 가야 하는 경우도 있다. 아래 증상이 있을 때는 주저하지 말고 바로 응급실을 찾아야 한다.

응급실에 가야 하는 발열 증상

- 3개월 미만의 영아가 38℃ 이상 열이 날 때.
- 4~5일 이상 계속 열이 나고, 아이가 축 늘어져 활기가 없을 때.
- 발열 시간이 짧더라도 7일 이상 지속될 때.
- 아이가 열이 나면서 5분 이상 경련을 할 때.

의식 잃고 몸을 떠는 열성 경련

아이가 열이 나는 것만 해도 걱정스러운데, 부모를 크게 당황하게 하는 또 한 가지는 열성 경련이다. 열이 올라 힘들어하던 아이가 갑자기 의식을 잃고 팔다리가 뻣뻣해지면서 규칙적으로 떠는 것을 열성 경련이라고 한다. 18개월에서 5세까지 아이에게 많이 발생하고 주로 감기나 독감, 기관지염, 장염에 걸린 후에 생기는데, 90%는 열이 나기 시작한 지 하루 이내에 발생한다. 열성 경련은 대부분 5분 이내에 없어지고, 이후에 아무런 후유증이 남지 않기 때문에 걱정하지 않아도 된다. 따라서 아이가 열성 경련을 할 때는 당황하지 말고 다음과 같이 대처하자.

'열성 경련' 대처법

- 아이를 바닥에 바로 눕히되 고개와 몸은 옆으로 눕혀, 침이나 음식에 의한 질식을 방지한다.
- 몸을 억지로 제지하지 말고, 주변의 장난감이나 가구를 치운다.
- 경련하는 동안에는 입에 아무것도 넣지 않는다.
- 몸을 조이는 옷은 느슨하게 풀어준다.
- 경련하는 시간을 체크한다.

위와 같이 아이를 편안하게 눕히고 옆에서 지켜보면 대부분 언제 그랬냐는 듯 5분 이내에 회복된다. 하지만 아래와 같은 상황이라면 바로 119를 불러야 한다.

119 신고가 필요한 '열성 경련' 응급상황

- 경련이 5분을 넘어갈 때.
- 경련이 5분 이내라도 2회 이상 반복될 때.
- 청색증(입술이나 입안 점막, 피부가 파랗게 됨)을 보일 때.
- 경련 후에도 의식이 돌아오지 않을 때.

열성 경련이 발생하는 원인은 아직 정확하게 밝혀지지 않았다. 체온이 높으면 발생 빈도가 높지만, 38℃도 안 되는데 열성 경련이 생기기도 한다. 아이가 한 번 열성 경련을 겪고 나면 걱정이 돼서 열이 조금만 나도 해열제를 먹이는 경향이 있는데, 해열제를 먹는다고 막을 수 있는 것은 아니다. 다만 열성 경련이 자주 생기는 아이는 열이 나는 동안 다이아제팜 같은 항경련제를 투여하기도 한다. 열성 경련을 예방하는 가장 좋은 방법은 감기나 독감, 장염 같은 감염성 질환 예방수칙을 잘 지켜 열이 나는 상황을 만들지 않는 것이다.

편도를 제거하면 열이 안 날까?

"아이가 목이 부어서 열이 나네요."

"또 목이 부었어요? 아이가 자꾸만 열이 나는데, 편도 수술을 하면 열이 좀 덜 날까요?"

아이 이마에 해열 패치까지 붙이고 병원에 온 엄마가 편도 수술을 하는 게 좋을지 묻는다. 소아청소년과에서 자주 겪는 상황이다. 실제로 편도 절제술은 9살 이하

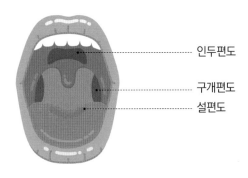

인두편도

구개편도

설편도

편도

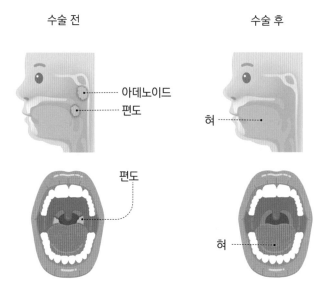

수술 전

아데노이드
편도

수술 후

혀

편도

혀

편도·아데노이드 절제술

어린이가 하는 수술의 절반 이상을 차지할 정도로 많이 하는 수술이다.

'목이 부었다'는 것은 보통 인두염이나 편도염, 인두편도염을 말하며, 바이러스나 세균에 감염돼 생긴다. 날씨가 춥고 일교차가 큰 계절에, 단체 생활을 하는 아이가 잘 걸린다. 목이 아프고, 쉰 목소리가 나면서 발열, 두통, 복통, 귀통증, 코골이 등의 증상을 보인다.

편도 절제술을 하면 정말 열이 안 날까? 먼저 편도가 무엇이고 무슨 일을 하는지부터 살펴보자. 23쪽 편도 그림에서 보듯 편도는 구개편도와 인두편도, 설편도로 나뉜다. 그중 구개편도와 인두편도에 염증이 잘 생긴다. 일반적으로 편도라도 할 때는 구개편도를 말하며, 입을 벌렸을 때 목젖 양쪽에 도톰하게 보이는 부위다. 인두편도는 목젖 뒤에 있으며 아데노이드라고도 부른다. 설편도는 혀뿌리 쪽에 있는데, 이 둘은 육안으로는 보이지 않는다.

편도는 면역 기능을 하는 림프 조직으로, 목 입구에 위치해 코나 입을 통해 들어온 바이러스와 세균을 막는 역할을 한다. 출생 시에는 크기가 작지만, 외부로부터 면역 자극을 받으면서 점차 커진다. 특히 3세에 과증식해서 10세까지 급속히 커지다가, 이후 전신의 면역기관이 성숙하면서 크기도 작아지고, 면역 기능도 줄어든다. 성인이 되면 입을 벌렸을 때 구개편도가 잘 보이지 않는 것이 정상이다.

이처럼 편도는 가만히 두면 성장하면서 점차 작아지게 된다. 아이가 편도를 떼어내는 편도 절제술을 하는 경우는 두 가지다. 첫째, 인후통 같은 증상을 동반하는 목감기가 반복해서 발생할 때 둘째, 코골이 수면무호흡증 같은 수면 호흡 장애가 있어 교정이 필요할 때다. '반복되는 목감기'를 구체적인 숫자로 말하면, 1년에 7회 이상 2년 동안 매년 5회 이상 3년 동안 매년 3회 이상이다. 또 이보다 횟수가 적더라도 주기적으로 발열, 궤양성 구내염, 임파선염(림프선염), 편도 주위 농양이 생기면 편도 절제술을 고려할 수 있다. 아울러 감염이 없더라도 편도가 비대하면서 코골이를 하고, 이에 따라 성장 지연, 학습 장애, 유뇨증, 행동 장애 등이 있을 때도 편도 절제술을 고려한다.

아이가 고열이나 목 임파선염, 삼출성 편도염을 동반한 상기도 감염을 자주 앓는다면 편도 절제술 후에 열이 덜 날 수 있다. 하지만 증상이 가벼운 감기를 예방하는 차원이라면 편도 절제술은 별 도움이 되지 않는다. 즉 편도 절제술을 하면 심한 목감기는 줄일 수 있지만, 일반적인 상기도 감염 횟수까지 줄지는 않는다.

일 년 내내 먹는 감기약, 괜찮을까?

아이가 툭하면 감기에 걸려요. 그래서 일 년 내내 감기약을 달고 사는 것 같아요. 이렇게 감기약을 많이 먹어도 괜찮을까요?

아이는 평균적으로 일 년에 7~8회 감기에 걸립니다. 이보다 몇 번 더 걸릴 수도 있지요. 감기는 아이를 힘들게 하지만, 감기를 통해 면역력을 키워가는 측면도 분명히 있습니다. 그래서 감기는 잘 낫는 게 중요해요. 아이가 감기에 자주 걸려서 약을 먹는 것은 크게 걱정할 일이 아닙니다. 또 단순한 감기고, 아이가 힘들어하지 않고 잘 논다면 굳이 약을 먹이지 않아도 돼요. 하지만 기관지염이나 폐렴, 중이염, 축농증으로 번지면 반드시 약물 치료를 해야 합니다.

감기는 면역을 키우는 과정

감기는 아이가 가장 많이 앓는 병이다. 건강한 성인은 일 년에 한두 번 걸리지만 아이는 평균 7~8회 걸린다. 평균보다 몇 번 더 걸려도 비정상은 아니다. 한번 걸리면 10~14일 정도 증상이 계속되니 일 년 내내 감기를 달고 산다고 느낄 법도 하다. 부모는 고작해야 일 년에 한두 번 먹는 감기약을, 작고 소중한 아이가 이렇게 오래 먹으면 당연히 걱정된다. 소아과 의사 입장에서는 감기를 잘 치료해 보낸 아이가 한

달도 안 돼 다시 감기에 걸려 찾아오는 것이 일상이지만, 부모님 마음은 다를 수밖에 없다.

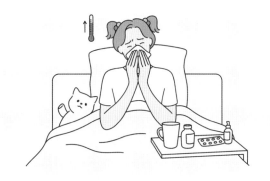

이럴 때 부모에게 가장 먼저 드는 생각이 '면역력이 떨어져서 감기에 자주 걸리는 것은 아닐까?' 하는 걱정이다. 성인이 환절기만 되면 감기에 걸리고, 다른 감염성 질환도 잘 걸린다면 면역력 저하를 의심할 수 있다. 하지만 아이는 다르다. 면역력이 떨어져서 감기에 걸리는 게 아니라, 오히려 면역이 성숙하지 않은 상태에서 감기를 앓으면서 면역력을 키워가고 있는 것이다. '아프면서 큰다'는 말은 면역력에도 꼭 들어맞는다. 우리 아이들은 감기를 앓으면서 면역 시스템이 더 튼튼해진다.

아기는 태어나면서 부모로부터 물려받은 면역 물질을 가지고 있는데, 생후 5~7개월이면 이것이 힘을 다한다. 감기를 모르던 아기가 이때부터 감기에 걸리기 시작하고, 중이염, 장염도 자주 앓는다. 감기에 걸리면 우리 몸은 감기를 일으킨 바이러스와 싸우면서 이를 물리칠 항체를 만든다. 감기에 걸렸다 낫는 과정을 통해 감기와 싸워 이길 든든한 군사를 키우는 것이다. 이 과정을 반복하면서 감기를 물리칠 힘, 즉 면역이 점차 강해진다. 되도록 감기에 안 걸리는 것이 가장 좋지만, 감기를 앓는 것은 면역을 성장시키는 과정인 만큼, 감기를 잘 낫게 하는 것이 중요하다.

그리고 정말 면역에 이상이 있는 아기는 감기와는 차원이 다른, 훨씬 더 심각한 문제를 보인다. 예를 들면 이런 것이다. 생후 1개월도 안 된 아기가 항문 주위와 사타구니에 심하게 염증이 생기고 곪아서 병원에 왔는데, 만성 육아종병이라는 질환이었다. 우리 몸에 침입한 유해한 세균을 물리치는 백혈구가 세균을 죽이지 못해 생기는 아주 드문 유전병이다. 이 병에 걸린 아이는 감기보다 위중한 폐렴에 잘 걸리고, 비장이나 간, 뼈에 농양(고름 덩어리)이 생기며, 피부 감염도 잦다. 만성 육아종증이 발병하면 먹는 항생제로는 치료가 잘 안돼서, 항생제 주사를 놓고, 때로는 항진균제를 써서 치료한다. 이 병의 근본적인 치료를 위해서는 조혈모세포를 이식해야 한다.

감기에 잘 걸리는 아이를 둔 부모가 자주 묻는 또 하나의 질문은 "다른 아이들보다 유독 감기약을 자주, 오래 먹는데, 영양제라도 먹어야 할까요?"이다. 자식에게 좋은 것을 하나라도 더 주고 싶은 부모님 마음이다. 하지만 아이가 세 끼 식사를 잘하고, 과일과 우유를 잘 챙겨 먹어 모든 영양소를 고루 섭취하고 있다면 영양제까지 먹일 필요는 없다. 다만 밥을 잘 안 먹고, 편식이 심하다면 영양제의 도움을 받는 것도 좋다.

감기인데 에어컨 틀어도 될까?

"유치원에서 에어컨을 너무 세게 틀어서 감기에 걸린 것 같아요."
"아이가 열이 나는데 에어컨을 틀어도 될까요?"

무더운 여름에 아이가 감기에 걸리면 에어컨이 고민이다. 에어컨 때문에 감기에 걸린 것도 같고, 열이 심할 때면 에어컨을 틀어야 할지 꺼야 할지 망설여진다. 하지만 찌는 듯한 더위에 에어컨 없이 지내면 안 그래도 아픈 아이가 더 지칠 수 있다. 다만 에어컨을 '적절하게' 사용해야 한다.

가장 중요한 것은 온도다. 실내 온도를 너무 낮게 설정하면 실내외 온도 차가 커져 감기에 걸릴 수 있고, 이미 시작된 감기도 잘 낫지 않는다. 바이러스는 낮은 온도, 낮은 습도에서 가장 잘 생존하기 때문에 지나치게 낮은 온도는 바이러스가 활개 치기 좋은 조건이 된다. 인체는 체온이 따뜻해야 면역 체계가 강하게 유지된다. 추우면 피부로 열을 뺏기는 것을 막기 위해 피부 혈관을 수축시키는데, 이는 유해균과 싸우는 백혈구를 포함한 혈액의 흐름을 감소시켜 면역력이 떨어진다. 또 에어컨을 틀면 실내가 건조해지고 코와 목의 점막도 말라서 감염에 취약하다.

에어컨 사용하는 현명한 방법

- 에어컨을 틀 때 외부 온도와 5℃ 이상 차이 나지 않도록 하고, 설정 온도는 25~27℃를 유지한다.
- 에어컨 아래에서는 얇은 긴팔 옷을 입어 체온을 유지하고, 실외에서는 벗는다.
- 에어컨을 틀면 건조해지므로, 습도를 50%로 유지하고, 물을 자주 마신다.
- 활동적인 아이는 혈액 순환이 잘되고 체온이 높아지므로, 아이가 몸을 움직여 놀도록 유도한다.
- 하루 두 번, 맞바람이 통하도록 충분히 환기한다.
- 에어컨 필터는 일주일에 한 번 이상 청소한다.

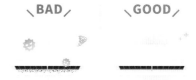

따라서 에어컨을 틀 때 실내 온도는 25~27℃로 유지하는 것이 좋다. 이 온도로 시원하지 않을 때는 선풍기나 서큘레이터를 함께 틀어 실내 공기를 순화시키면 같은 온도라도 더 시원하게 느껴진다. 다만 바람이 아이에게 직접 닿지 않도록 주의하자.

호흡기 건강을 위한 똑똑한 '가습기' 사용법

여름에 감기 예방을 위해 에어컨에 신경 써야 한다면, 겨울에는 가습기다. 난방으로 실내 습도가 떨어지면 콧속 점막도 건조해져 감기에 잘 걸리고, 코막힘이나 코피, 피부 건조증도 생길 수 있다. 실내 공기가 건조해지지 않게 하는 가장 효과적인 방법이 바로 가습기를 사용하는 것이다.

가습기는 습도를 높이는 방법에 따라 가열식, 초음파식, 자연기화식 등이 있다. 가열식 가습기는 물을 끓여 나오는 증기를 방출하기 때문에 세균이 없다는 것이 장점이지만 화상 위험이 있어 아이가 있는 집에서는 조심해야 한다.

초음파식 가습기는 초음파를 이용해 물을 미세한 입자로 만들어 분출하기 때문에 화상 위험이 없다. 하지만 물이나 가습기가 세균에 오염되거나 물에 미네랄이 함

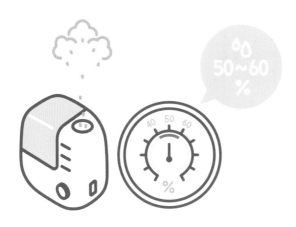

유돼 있으면 미네랄과 세균까지 공기 중에 퍼진다는 단점이 있다. 따라서 미네랄이 없는 증류수를 사용하고, 가습기를 자주 세척하고 잘 말려서 사용해야 한다.

자연기화식 가습기는 세균

이나 미네랄을 반출하지 않지만, 필터가 빨리 오염되므로 자주 교체해야 한다.

가습기를 틀 때는 실내 습도를 50%로 유지하는 것이 좋다. 습도는 너무 낮아도 안 되지만, 너무 높은 것도 건강에 해롭다. 가습기를 과도하게 사용해 습도가 높으면 벽이나 바닥, 침구, 소파 등에 집먼지진드기, 곰팡이, 세균이 증가한다. 집먼지진드기나 곰팡이는 알레르기를 일으키는 항원이기도 해서 알레르기 비염이나 천식을 유발할 수 있다. 따라서 실내 습도는 50% 정도가 가장 좋고, 60%를 넘지 않도록 주의하자.

항생제, 이렇게 오래 먹어도 될까?

감기에 걸렸을 때 쓰는 약은 크게 두 가지로 구분할 수 있다. 증상을 완화하는 약과 항생제다. 증상을 완화하는 약은 열을 내리고, 기침과 콧물을 줄인다. 이런 약은 증상이 있다고 해서 반드시 복용해야 하는 것은 아니다. 발열, 기침, 콧물이 있어도 아이가 힘들어하지 않고, 아프다고도 하지 않으며, 잘 놀고 잘 잔다면 굳이 약을 먹이지 않아도 된다. 하지만 고열로 아이가 축 처지고, 아프다고 보채거나, 밤에 잠을 깊이 못 자고 자주 깨서 힘들어할 때는 약으로 증상을 완화하는 것이 좋다.

다음으로는 항생제다. 항생제는 단순 감기를 치료할 때는 쓰지 않는다. 감기가 기관지염, 기관지폐렴 혹은 중이염이나 축농증으로 번질 때 항생제로 치료한다. 이 질환들은 세균에 감염돼 발병하는데, 세균을 없애는 가장 효과적인 치료제가 항생제이기 때문이다.

항생제는 미생물을 활용해 만든 약으로, 다른 미생물 특히 세균의 증식과 성장을 억제한다. 항생제는 세균을 죽이는 효과가 뛰어나지만, 너무 많이, 너무 오래 복용하면 부작용이 생길 수 있다. 대표적인 부작용은 내성이다. 세균은 항생제라는 강력한 공격에 맞서 나름대로 저항하고 생존 방식을 바꿔 맞선다. 이렇게 진화해 더 이상 특정 항생제에 의해 죽지 않는 상태에 도달하는데, 이를 항생제 내성균이라고 한다. 특정 항생제에 민감한 세균은 치료되지만, 내성이 생긴 세균은 저항해 살아남는다. 이때는 다른 항생제를 사용해 치료한다.

어떤 약이라도 부작용이 없는 약은 없다. 그럼에도 불구하고 약을 쓰는 것은 부작용이 무시할 수 있을 만큼 아주 미미하거나, 약을 써서 얻는 이득이 부작용보다 훨씬 크기 때문이다. 항생제도 마찬가지다. 항생제는 세균을 빠르고 효과적으로 제거하기 때문에 세균이 유발하는 질환 치료에 광범위하게 사용한다. 항생제 복용 그 자체는 문제 되지 않는다. 남용이나 과용이 문제다. 따라서 의사 판단하에 꼭 필요할 때, 적정 용량과 복용 기간을 지켜 사용하면 항생제 내성으로부터 아이를 지킬 수 있다. 다만 항생제 복용 후에 피부가 발갛게 변하는 발진이나 알레르기 반응, 구토, 구역질, 설사 등이 나타날 때는 부작용이 의심되므로 반드시 병원을 찾아야 한다.

올바른 항생제 복용법

① **냉장 보관인지, 실온 보관인지 먼저 확인한다.**

미생물로 만들어진 항생제는 온도에 매우 민감하다. 냉장 보관용 항생제가 3~4시간이 지나도록 따뜻한 실온에 있었다면 다시 처방받아 먹이도록 한다. 실온 보관하는 항생제를 냉장고에 두는 것도 좋지 않다. 적정 온도가 아닌 곳에 두면 약효가 떨어지기 때문이다.

② 복용 기간을 유지한다.

아이의 증세가 사라졌다고 병원에서 처방받은 항생제를 갑자기 중단하지 않는다. 병원에서 처방되는 항생제는 보통 2~3일의 짧은 기간이기 때문에 남김없이 복용하는 것이 좋다. 세균이 사멸되는 과정에서 갑자기 약이 중단되면 다시 증식되어 내성을 가질 가능성이 있기 때문이다.

③ 남은 약을 재사용하지 않는다.

예전에 처방받고 남아 있는 항생제를 같은 증상이 나타난다고 해서 다시 사용하지 않는다. 한번 용기에 담겨 처방된 항생제는 적정 기한이 지나면 약효가 사라진다. 또한 증세가 같아 보여도 실제 아이의 몸 상태는 진찰해 보지 않으면 결코 알 수 없다.

기침이 안 떨어질 때

다른 감기 증세는 다 나았는데, 기침이 영 안 떨어져요.

감기 치료를 모두 마쳤는데도 기침이 2주 이상 지속될 때는 다른 질환을 의심해볼 필요가 있어요. 병원에서 엑스레이 검사, 폐기능검사 등을 통해 정확한 원인을 찾아보세요.

멈추지 않는 기침의 진짜 원인은?

감기는 잘 낫는 것이 매우 중요하다고 앞에서 이야기했는데, 감기에 걸린 뒤 유독 잘 없어지지 않는 것이 기침이다. 열도 없고, 콧물도 멈췄지만 기침이 계속되는 경우가 종종 있다. 감기를 2주 정도 치료했는데도 기침이 계속될 때는 더 이상 감기가 아니라 다른 질환의 증상일 수 있다. 이럴 때는 반드시 병원에서 엑스레이나 폐기능검사 등을 통해 원인을 찾아야 한다.

기침이 2주 이상 오래갈 때 가장 먼저 살펴보는 것은 급성 축농증이다. 축농증은 말 그대로 '농이 쌓이는 것'으로, 콧속에 염증이 생기고 염증성 분비물이 증가하며 이것이 배출되지 않고 고여 있는 것이다. 감기에 걸리면 콧속 비강에 염증이 생기게

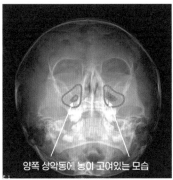
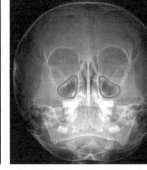

양쪽 상악동에 농이 고여있는 모습

부비동염 엑스레이 사진   치료 후 농이 사라진 엑스레이 사진

되는데, 이 염증이 비강에 연결된 작은 공기주머니인 부비동으로 번지면 급성 축농증이 된다. 아이는 부비동 입구가 성인보다 커서 비강의 염증이 부비동으로 잘 번진다. 또 부비동 크기는 작아서 염증성 분비물이 조금만 증가해도 부비동이 꽉 찬다. 그래서 감기 끝에 축농증이 생기기 쉽다. 이렇게 부비동에 꽉 찬 분비물이 목으로 넘어가면서 기침이 지속되는 것이다. 급성 축농증이 진단된 후에는 항생제 등의 약물을 통해 치료가 가능하다. 부비동에 꽉 찼던 농이 사라지면서 기침도 점차 줄어든다.

감기 외에도 기침을 유발하는 질환은 매우 다양하다. 호흡기 바이러스 감염에 의한 기관지염, 기관지폐렴, 모세기관지염, 크룹croup 등이 있으며 이 질환으로 기관지나 폐에 염증이 생기고 폐에 점액이 증가하면서 기관지가 자극받아 기침이 나온다. 또 바이러스 감염은 아니지만, 알레르기를 일으키는 물질이 코로 들어왔을 때 코점막이 과민하게 반응해 기침과 비슷한 재채기가 날 수 있다. 이를 알레르기 비염이라고 하며 알레르기를 유발하는 항원 물질로는 집먼지진드기, 꽃가루, 개나 고양이 등 반려동물의 털과 분비물, 곰팡이, 바퀴벌레 등 여러 가지가 있다. 비슷한 알레르기 질환인 천식도 기침을 유발한다. 낮에는 괜찮다가 밤에 잠들려고 할 때 기침하는 경향이 있다면 천식 가능성을 염두에 둬야 한다. 이밖에 위산이나 위의 내용물이 식도로 역류해 기침이 나기도 하는데, 심하면 토할 수도 있다. 이러한 위·식도 역류 질환^{GERD}은 생후 12개월 미만의 영아에게 종종 나타나고, 두 살이 지나면 대부분 좋아진다.

이런 기침이라면 응급실 찾아야

기침은 목이나 폐에 자극이 있을 때 이를 뱉기 위한 반사작용이다. 기침이 성가시고 목이나 기도에 자극이 있기는 하지만 기침으로 뱉어내지 않으면 오히려 위험한 경우도 있다. 다만 3개월 미만 영아가 기침하면서 고열이 나는 경우와 동시에 호흡곤란의 징후가 있을 때는 지체하지 말고 응급실을 찾아야 한다.

응급실에 가야 하는 호흡 곤란의 징후

• 숨 쉴 때 매우 노력해서 숨을 쉰다. 콧구멍을 벌렁거리고,

　쇄골 사이의 목 아랫부분이 들어가면서 숨을 쉬거나, 갈비뼈가 드러나도록

　숨을 쉰다.

• 젖을 주거나 빨대 컵을 주면 잘 먹지 못하고 쉬었다 먹는다.

• 아무리 달래도 달래지지 않을 정도로 심하게 운다.

• 입술이나 피부가 파랗게 변한다.

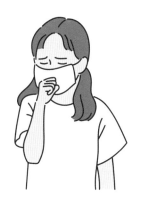

집에서 기침 완화하는 팁

기침은 목이나 폐에 쌓인 분비물과 자극에 대처하는 필수적인 반사작용이다. 이는 환경 조건에 따라 악화되고, 자세에 따라 심해질 수 있다. 가정에서 기침을 누그러뜨릴 방법을 소개한다.

① 수분 공급

기침은 코나 목이 건조하면 더 많이 난다. 6개월 미만이라면 모유나 분유를 주고, 6개월 이상은 물을 자주 마시게 한다. 아이가 물을 싫어해 잘 먹지 않으면 수박 같은 수분이 많은 과일을 주는 것도 좋다.

② 증기 사용

공기가 건조하면 코나 목 점막도 건조해지므로, 가습기를 틀어 습도를 40~60%로 유지한다. 그래도 기침을 멈추지 않으면 욕조에 따뜻한 물을 채우고, 아이와 함께 욕실에 앉아 있는다.

③ 눕히지 말고 상체를 45도 정도 세워 앉히기

누워 있으면 코나 목의 점액이 아래로 잘 내려가지 않고 고여 기침이 심해진다. 위·식도역류 질환GERD 역시 누워 있을 때 역류가 더 잘 일어난다. 아이를 눕히지 말고 상체를 약간 세워 앉히거나 안아서 세워주는 것이 좋다.

"네블라이저에 쓸 약을 처방해주세요"

아이 감기로 병원에 온 부모님 중에는 집에 네블라이저가 있으니, 여기에 쓸 약을 처방해 달라는 분이 많다. 네블라이저는 호흡기 질환 치료를 위해 액상 약물을 미세한 입자의 기체 상태로 바꿔 분무하는 기기다. 네블라이저로 분무 되는 입자는 크기가 5μm 이하로 아주 미세해서 코와 기도를 지나 폐까지 쉽게 도달하며, 적은 약물로도 빨리 약효를 볼 수 있다는 장점이 있다.

네블라이저로 흡입하는 약물은 주로 기관지 확장제와 흡입용 스테로이드다. 기관지 확장제는 천식 치료에 많이 쓰며, 좁아진 기관지를 넓혀 호흡곤란이나 기침 등의 증상을 완화한다. 흡입용 스테로이드는 천식과 만성 폐쇄성 폐질환에 쓰며, 기관지 염증을 호전시킨다. 즉 단순 감기로 인한 기침에는 거의 처방하지 않는다. 단순 감기에 이런 약을 쓰면 오히려 부작용이 생길 수 있다. 기관지 확장제를 과량 흡입하면 맥박이 빨라지고, 손발이 떨릴 수 있다. 흡입용 스테로이드는 사용 후 입안을 잘 헹구지 않으면 약이 입에 남아 칸디다 구내염이 생길 수 있고, 간혹 목소리도 변한다.

네블라이저 종류

종류	컴프레셔 네블라이저	진동 메시 네블라이저
방식	약물을 강한 압력으로 기화시키는 방식	약물을 진동하는 메시에 통과시켜 미세 에어로졸로 만드는 방식
특징	· 관리는 쉽지만 부피가 커서 휴대가 어렵고, 소음도 크다. · 주로 병원에서 많이 사용한다.	· 부피가 작고 소음도 적지만, 메시 관리가 어렵다. · 주로 가정에서 많이 사용한다.

네블라이저는 관리도 중요하다. 청결하게 관리하지 않으면 기계 자체가 세균에 오염되기 쉽다. 바이러스나 세균이 묻은 기기를 그대로 사용하면 이것이 곧바로 호흡기로 들어가 문제를 일으키기도 한다. 사용 후에는 큰 그릇에 미지근한 물과 주방세제를 넣은 뒤, 마스크와 튜브를 담가 잘 흔들어 씻는다. 이때 수세미는 쓰지 않는다. 흐르는 물로 헹구고 깨끗한 종이 타월에 올려서 물기 없이 잘 말려 보관한다. 수건이나 천으로 물기를 닦으면 오염의 원인이 될 수 있으므로 자연 건조시킨다. 또 소모품은 관리 주기에 맞게 교체하고, 공기 유입 필터는 자주 사용하지 않더라도 6개월마다 교체해야 안전하다.

귀를 자꾸 만지는 중이염

아이가 자꾸 귀를 만져요. 중이염일까요?

귀를 자주 만진다고 다 중이염은 아니에요. 6~12개월 아기가 귀를 만지는 건 공갈 젖꼭지를 무는 것처럼 마음이 편안해져서 그럴 수 있어요. 귀를 만지면서 열이 나고 보채면 중이염일 가능성이 큽니다.

세 살 이하 아기, 넷 중 셋이 걸리는 중이염

아이가 귀를 자주 만질 때 가장 먼저 의심할 수 있는 것이 중이염이다. 중이염은 주로 감기에 걸린 뒤 시작되는데, 생후 6개월에서 2세 사이에 많이 발생한다. 1세까지 아이의 50%가, 2세까지는 약 65%가, 3세까지는 약 75%가 적어도 한 번은 중이염에 걸리며, 이 중 20%는 세 번 이상 걸린다. 3세가 넘으면 아예 안 걸리는 건 아니지만, 이전만큼 자주 걸리지는 않는다.

중이염은 말 그대로 중이에 염증이 생긴 질환이다. 중이는 귀의 고막 안쪽에서 내이 사이의 공간으로, 건강한 중이는 공기로 차 있다. 귓구멍을 통해 들어온 소리가 고막을 진동시키면 고막에 붙어 있는 이소골(인체에서 가장 작은 뼈)이 진동을 증폭

하고 압축시켜 내이의 달팽이관으로 전달한다. 이런 중이에 염증이 생기고 염증성 분비물이 증가하면 열이 나고 귀가 아프고 먹먹하다.

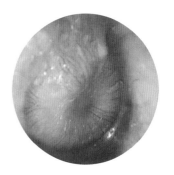

발열과 보챔으로 내원한
아이의 급성 중이염 모습

증상을 말로 잘 표현하지 못하는 아이가 귀를 만지면서 발열, 기침, 콧물 등의 호흡기 증상이 동반되거나 보챌 때는 중이염을 의심할 수 있다. 중이염이 심하면 귀에서 진물이 나거나 냄새가 날 수도 있다. 물론 중이염이 아닌, 외이도(귓바퀴에서 고막까지 좁은 통로)에 염증이 생겨도 진물이 나고 냄새가 날 수 있는데, 어쨌든 이런 증상이 있으면 꼭 병원에 가서 원인을 확인해야 한다.

귀의 구조

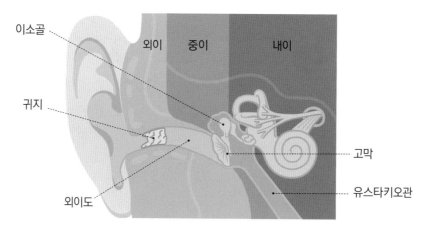

귀지는 외이도에 있는 귀지선에서 분비되는 기름과 각질이 모여 만들어지며,
더러운 것이 아니고 외이도를 외부 자극으로부터 지켜주는 물질이다.

중이염은 그중에서도 2세 이하 아이가 많이 걸린다. 그 이유는 이때 감기에 가장 잘 걸리고, 유스타키오관(이관)의 해부학적 구조 때문에 그렇다. 중이염은 주로 감기에 걸린 뒤에 시작되는데, 아이는 1년에 7~8회 감기에 걸리기 때문에 중이염까지 앓을 가능성도 높다. 게다가 아이는 중이와 목구멍의 윗부분을 연결하는 유스타키오관이 어른과 달라서 중이염에 잘 걸린다. 어른의 유스타키오관은 중이 쪽으로 가면서 점점 높아지고 굵기도 가늘어진다. 이에 비해 영유아의 유스타키오관은 수평으로 돼 있고, 어른보다 짧으면서 굵다. 그래서 코나 목의 바이러스 또는 세균이 중이로 잘 번진다. 또 감기로 코나 목의 점막이 붓고, 분비물이 증가해 유스타키오관 입구를 막으면, 중이의 환기가 안 돼 중이염이 쉽게 발병한다.

영유아와 성인의 유스타키오관의 해부학적 차이

영유아   성인

유스타키오관

영유아의 유스타키오관은 성인보다 더 넓고 짧으며 수평에 가까워
역류 감염에 취약하다.

귀를 자꾸 만지는 또 다른 이유

중이염 말고 또 귀를 자주 만지는 이유는 아이의 나이마다 조금씩 다르다. 아기는 3개월이 지나면 팔을 이리저리 움직이다가 귀라는 것이 있는 걸 알고, 관심이 생겨 자꾸 만지곤 한다. 이후 습관이 돼서 6~7개월에도 귀에 수시로 손이 가는데, 이건 귀를 만지면 마음이 편안해지기 때문이라고 볼 수 있다. 공갈 젖꼭지를 빨면서 위안과 안정을 얻는 것과 비슷하다. 이런 아기는 12개월 정도 되면 귀를 덜 만진다.

가끔 귀에 피가 나고 딱지가 앉을 정도로 귀를 만지는 아기도 더러 있는데, 이때는 아기 피부가 건조한 것은 아닌지 살펴봐야 한다. 습진이 있으면 피부가 건조하고 가려운 소양감 때문에 자주 긁는다.

혹시 귀지 때문에 귀를 만지는 건 아닐까?

아이가 귀를 자주 만지면 부모는 종종 "귀지가 많아서 귀를 만지는 건 아닐까요?" 하고 묻고, 때로는 귀지를 빼달라고도 요청한다. 하지만 귀지 때문에 귀를 만지는 일은 드물다. 또 귀지는 귀를 건강하게 지키는 파수꾼이기 때문에 일부러 빼낼 필요가 없다. 이건 어른도 마찬가지다.

외국 속담에 '팔꿈치보다 작은 건 귀에 넣지 말라Don't put anything smaller than your elbow in your ear'는 말이 있다. 무엇이든 간에 귀에는 넣지 말라는 의미다. 면봉이나 귀이개로 귀지를 파내는 것은 불필요한 정도가 아니라, 귀에 해로운 일이다. 귀지는 외이도에 있는 작은 분비샘에서 나온 분비물과 피부에서 떨어져 나온 상피세포, 먼지 등이 혼합된 것이다. 외이도에 물이 스며들지 않게 막고, 항균 물질을 함유해 세균을 막아주며, 약산성이라 병원균의 증식도 억제한다. 이처럼 귀지는 귀를 보호하는 역할을 하기 때문에 오히려 귀지가 없으면 문제가 생길 수 있다. 또 귀지는 가만히 둬도 천천히 귓바퀴 쪽으로 이동해 밖으로 배출된다.

　다만 밖으로 나오는 귀지보다 만들어지는 귀지가 더 많으면 귀지가 뭉치고 딱딱해져서 귀를 막을 수 있다. 이렇게 되면 귀가 아프고, 소리가 잘 안 들리며, 귓속에서 바스락거리는 소리가 들리기도 한다. 이때는 집에서 빼지 말고 병원에서 빼는 것이 안전하다.

5

알레르기 비염, 불치병일까?

알레르기 비염은 불치병인가요?

 아닙니다. 나았다가 다시 재발하는 일이 많아서 그런 오해를 하는데요, 불치병이라기보다는 늘 조절하고 관리해야 하는 병이에요. 알레르기를 일으키는 항원에 노출되지 않게 주의하고, 비강 세척, 실내 습도 조절만 잘해도 불편한 증상 없이 지낼 수 있어요.

'알레르기 행진' 끝에 시작되는 알레르기 비염

어른은 물론 아이들도 알레르기 때문에 걸리는 병이 제법 많다. '알레르기'라는 글자가 붙는 병, 이를테면 알레르기 비염, 알레르기 결막염은 물론이고, 아토피 피부염, 천식도 알레르기와 관련이 크다. 아이가 음식 알레르기로 시작해서 돌 무렵 아토피 피부염에 걸렸다가, 성장하면서 천식이나 알레르기 비염으로 고생한다. 또 알레르기 결막염에도 걸린다. 이렇게 커가면서 알레르기가 발병 부위를 바꿔가며 생기는 것을 '알레르기 행진'이라고 한다.

이런 알레르기 질환은 유전의 영향이 크다. 부모 중 한쪽이 알레르기 질환이 있으면 자녀가 같은 알레르기일 가능성이 50~60%이고, 양쪽 다 알레르기면 가능성이 75~80%로 올라간다. 부모가 알레르기가 있다면 아이도 알레르기가 생길 가능성이 높으므로 어릴 때부터 잘 살펴봐야 한다. 물론 부모에게 알레르기가 없어도 아이에게 알레르기가 생길 수 있으므로, 누구도 안심할 수 없다.

알레르기 비염은 다음과 같은 경우에 의심할 수 있다.

알레르기 비염 의심 증상

- 맑은 콧물, 재채기, 코막힘, 코 가려움증 중에서 2개 이상의 증상이 지속적으로 반복됨.
- 눈 가려움, 충혈 등 눈 증상이 양측성으로 동반됨.
- 항원(알레르기 유발 물질)에 노출된 후 위의 증상이 발생함.

알레르기 비염의 대표적인 증상은 재채기, 맑은 콧물, 코막힘이다. 그런데 이 세 가지는 감기에 걸렸을 때도 생긴다. 그래서 아이가 콧물이 나고 코가 막히면 감기인지 알레르기 비염인지 궁금해하는 부모가 많다. 감기는 감기에 걸린 사람과 접촉한 후 감기 바이러스에 감염돼 코나 목에 염증이 생겨 발병한다. 알레르기 비염 역시 코에 염증이 생기는 것은 같은데, 다만 원인이 알레르기이다. 두 질환은 증상이 매우 유사해서 증상만으로 명확하게 구분하기 어려운 경우가 많지만, 가정에서 이 둘을 구별할 수 있는 팁이 있다.

먼저, 콧물, 코막힘과 함께 열이 나고 몸살, 두통 같은 증상이 동반되면 감기를 의심할 수 있다. 감기는 푹 쉬면서, 물을 충분히 마시고, 합병증이 없다면 1~2주 안에

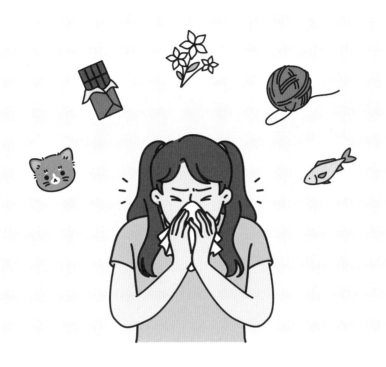

좋아진다. 콧물이 나고 코가 막히면서 눈이나 피부가 간지럽고, 눈이 붓거나 다크서클이 짙으면 알레르기 비염일 가능성이 더 높다. 알레르기 비염은 증상에 따라 국소용(코에 뿌림)이나 경구용 약물로 치료한다. 알레르기 비염은 약물 치료를 하면 곧 증상이 좋아진다. 하지만 재발도 잦다. 알레르기 비염을 제대로 치료하기 위해서는 항원을 최대한 피하는 것이 매우 중요하다.

알레르기 비염은 항원을 코로 흡입했을 때 콧속 비강 점막이 과민 반응(알레르기)을 일으켜 발생한다. 이론적으로는 항원에 노출되지 않으면 알레르기 비염이 생기지 않는다. 항원은 매우 다양한데, 집먼지진드기가 가장 흔하고, 꽃가루, 개나 고양이 같은 동물의 털이나 분비물 그리고 곰팡이도 알레르기를 일으킨다. 이런 항원을 완벽하게 차단하는 것은 불가능하지만 최대한 피하려고 노력해야 한다.

집먼지진드기 알레르기라면 실내 습도를 50% 이하로 유지해야 한다. 집먼지진드기가 가장 많은 침구류는 일주일에 한 번 55℃ 이상의 물로 세탁하며, 집먼지진드기 방지용 침구를 사용할 것을 권장한다. 또 카펫, 커튼, 천 소파, 봉제 인형에도 집먼지진드기가 많이 서식하므로 치우는 게 낫다. 꽃가루 알레르기가 있다면 꽃가루나 포자가 많은 날에는 외출을 삼가고, 꼭 나가야 한다면 마스크와 안경을 쓰며, 귀가해서는 바로 샤워를 하는 게 좋다. 실내에서는 외부 공기를 차단하고, 공기청정기를 사용하며, 나무나 화초를 실내에 두지 않는다. 개와 고양이 털 알레르기라면 이들과 접촉을 피하고, 곰팡이 알레르기는 환기를 자주 해 곰팡이가 생기지 않게 신경 쓴다.

아이가 비염이 심할 때, 수술하는 것이 좋을까?

비염 수술은 장기간의 약물 치료에도 불구하고 코막힘이 심할 때 고려하는 치료 방법이다. 비염으로 인한 코막힘은 콧속 비강의 콧살(비갑개)이 두꺼워져 생긴다. 콧속 빈 공간인 비강에는 선반 모양으로 생긴 비갑개가 세 겹으로 늘어져 있다. 비염은 주로 맨 아래 하비갑개 점막에 생기는데, 염증이 반복되면 하비갑개가 두꺼워져 숨 쉬는 공기 통로가 좁아진다. 이때는 하비갑개의 부피를 줄이는 수술을 하면 숨길이 넓어져 코막힘이 치료된다.

또 비염 환자 중에는 비강 한가운데 있는 얇은 판 모양의 구조물인 비중격이 휘어진 경우가 많다. 이를 비중격만곡증이라고 한다. 비중격만곡증은 비염을 악화시키는데, 뼈와 연골의 구조적인 문제라 약물로는 치료가 안 돼 수술하기도 한다. 비중격만곡증 수술만 단독으로 하지는 않고, 비염 수술을 할 때 같이 한다.

콧속의 구조

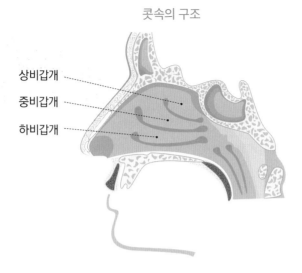

상비갑개

중비갑개

하비갑개

콧속 비강에는 상, 중, 하비갑개가 좌우에 3개 존재하며, 이중 하비갑개가
가장 아래쪽에 크게 있다. 하비갑개 염증이 반복되면 코막힘이 생기게 된다.

그런데 비염 수술은 초등 저학년 이하 어린이는 하지 않고, 적어도 초등 고학년이
라야 할 수 있다. 비염이 심하다고 무조건 하는 것은 아니며, 약물 치료를 해도 좋아
지지 않을 때 고려할 수 있다.

집에서 할 수 있는 최고의 비염 치료법, 비강 세척

알레르기 비염 환자에게 의사가 권하는 가장 효과적인 비약물적 치료는 비강 세
척이다. 비강 세척은 생리식염수로 콧속 비강을 씻는 것이다. 콧속에 쌓인 염증성
분비물과 항원, 먼지 등 자극 유발 물질을 제거하고, 비강 점막에 직접 수분을 공급
해 코가 편안해진다. 콧물이나 코막힘 같은 증상이 있을 때는 물론, 증상이 없을 때

도 하루 한 번 꾸준히 하면 비염을 예방하는 효과가 있다.

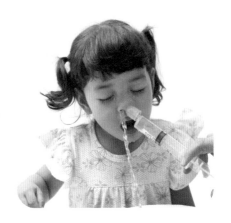

　비강 세척은 한쪽 코로 생리식염수를 넣어 다른 쪽 코로 흘러나오게 한다. 생리식염수는 약국에서 파는 비강용 생리식염수를 써도 좋고, 일회용으로 포장된 식염을 정해진 분량의 물에 타서 써도 된다. 기구는 시중에 파는 비강 세척기나 100cc짜리 일회용 주사기를 쓴다. 생리식염수를 비강 세척기에 넣은 뒤, 고개를 숙인 상태에서 옆으로 45도 돌려 위쪽 코에 생리식염수를 넣고 아래쪽 코로 나오게 한다. 이때 "아-" 하고 소리를 내면 생리식염수가 목으로 넘어가지 않고 코로 나온다. 한 번에 사용하는 식염수의 양은 50~100cc가 적당하다. 같은 방법으로 반대쪽 코에도 한다.

　생리식염수, 즉 소금물을 코에 넣으면 코가 따갑지 않을까 걱정하는데, 전혀 그렇지 않다. 생리식염수는 염도가 체액과 같은 0.9%다. 콧물 역시 염도가 0.9%다. 콧물이 콧속에 있어도 코가 따갑지 않은 것처럼, 생리식염수를 코에 넣어도 따갑지 않고 오히려 시원하다. 다만 생리식염수를 코에 넣을 때 너무 세게 힘을 주면 콧물이 유스타키오관을 타고 중이로 들어가 중이염이 생길 수 있다. 생리식염수가 코로 나올 정도로만 힘을 조절해야 한다.

두드러기가 났어요

갑자기 두드러기가 났어요. 흉이 지진 않겠죠?

두드러기는 대부분 갑자기 생겼다가 없어지고, 흉터가 남지 않아요. 급성 두드러기는 원인을 알 수 없는 경우가 가장 많고, 음식 때문에도 많이 생깁니다. 냉찜질하거나 칼라민 로션을 바르면 빨리 가라앉고, 가려움도 줄어요. 두드러기가 6주 이상 오래가면 다른 병이 있을 수 있으므로 병원에서 확인해봐야 합니다.

특별하게 먹은 것도 없는데 두드러기가 났어요

두드러기가 생겨 자꾸 긁는다며 아이를 데리고 병원에 온 부모가 진료실에서 공통적으로 하는 이야기가 있다. "특별한 음식을 먹이지 않았어요.", "어르신이 아이가 예쁘다고 당신이 먹던 음식을 주셨어요", "감기약을 먹고 있었어요." 등이다. 음식이나 약 등 먹는 것과 관련돼 두드러기가 생긴 건 아닐지 의심하는 것이다. 또 두드러기가 자주 생기면 만성화되지 않을까 하는 걱정도 많이 한다.

두드러기는 갑자기 피부에 발생하는 반응으로, 피부가 붉은색이나 흰색으로 부풀어 오르는 것을 말한다. 두드러기는 아이에게 비교적 흔하며, 보통 가슴이나 배,

등에 잘 생긴다. 두드러기는 가렵거나 따끔거리기도 해 아이가 힘들어하지만, 대부분 일시적이며 흉터가 남지는 않는다.

두드러기는 증상이 나타난 기간에 따라 급성과 만성으로 나뉘는데, 급성 두드러기는 몇 시간 또는 며칠에서 6주까지 지속되는 경우를 말한다. 만성 두드러기는 6주 이상 지속되는 것으로, 6주 동안 매일 발생하지 않고 며칠씩 생겼다 없어지기를 반복하는 것도 포함한다.

두드러기 대부분은 원인 알 수 없어

두드러기는 면역 반응의 일부로 발생한다. 우리 몸은 이물질이 침투하면 이를 감지하고 신체를 보호하기 위해 히스타민이라는 화학물질을 분비한다. 히스타민이 증

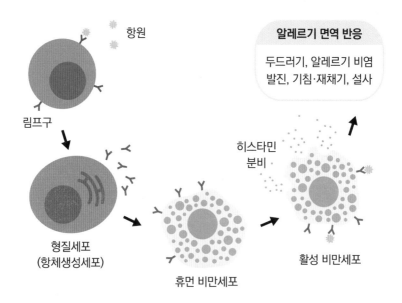

가하면 혈관이 확장돼 혈류가 증가하고, 혈관 투과성 또한 증가해 체액이 혈관 밖으로 스며 나오는데, 체액에는 면역 물질이 많이 들어 있어 침입자를 물리친다. 그래서 피부가 붉거나 희게 붓고 가려우며 때로는 따끔거리기도 한다.

두드러기가 생기는 원인은 급성과 만성이 약간 다르다. 급성 두드러기의 절반 정도는 원인을 알 수 없으며, 확인할 수 있는 가장 흔한 원인은 음식이다. 두드러기를 잘 일으키는 음식은 우유, 달걀, 견과류, 조개류 등이다. 이 밖에 로션이나 샴푸, 보디 클렌저, 세제 등 가정에서 쓰는 용품 속의 화학물질, 개나 고양이 등 반려동물, 먼지나 집먼지진드기, 꽃가루에 의해서도 생길 수 있다. 또 아이는 감기 바이러스나 세균 때문에 두드러기가 생기기도 한다. 흔하지는 않지만, 운동, 약물 반응, 스트레스, 햇빛, 추위, 더위도 원인이 될 수 있다.

만성 두드러기는 음식 때문에 생기는 사례는 많지 않고, 원인을 정확하게 알 수 없는 경우가 더 많다. 어떤 이유에서건 몸속 면역 조절에 이상이 생기면서 발생하는 만성 두드러기는 오랫동안 증상이 반복되어 완치가 쉽지 않다. 최근에는 만성 두드러기가 자가면역과 관련이 큰 것으로 보고 있다. 면역은 우리 몸의 구성 물질에 대해서는 반응하지 않아야 하는데, 이를 오인해 자기 몸을 공격하는 것을 자가면역이라고 한다.

집에서 하는 간단한 처치

두드러기가 생겨도 크게 가렵지 않고, 잠시 나타났다가 사라진다면 굳이 치료하지 않아도 된다. 대신 두드러기가 난 부위에 차가운 찜질을 하고, 시원하게 해주면 빨리 가라앉는다. 가정에 칼라민 로션이나 스테로이드 연고가 있다면 발라줘도 좋다. 두드러기가 났을 때 가장 많이 쓰는 약은 항히스타민제다. 의사 처방 없이 약국에서 구입할 수 있는 항히스타민제가 있지만, 이들 일반의약품은 대부분 6세 이상부터 사용할 수 있으므로, 약물 치료를 위해서는 소아청소년과에 방문해 처방받아야 한다.

피부가 약간 붓고 가려운 정도를 넘어, 전신에 두드러기가 심하게 발생하거나 입술이나 기도가 부어 호흡이 곤란하다면 아나필락시스라고 하는 응급 상황인 만큼 바로 119를 불러야 한다.

즉시 응급실에 가야 하는 아나필락시스 증상

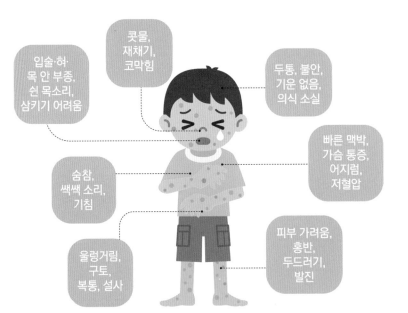

입술·혀·목 안 부종, 쉰 목소리, 삼키기 어려움

콧물, 재채기, 코막힘

두통, 불안, 기운 없음, 의식 소실

숨참, 쌕쌕 소리, 기침

빠른 맥박, 가슴 통증, 어지럼, 저혈압

울렁거림, 구토, 복통, 설사

피부 가려움, 홍반, 두드러기, 발진

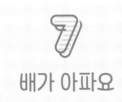

배가 아파요

아이가 설사가 심해서 잘 먹지도 않고 축 처져 있어요.
어떻게 해야 하나요?

가벼운 설사는 물을 많이 먹고, 소화 잘되는 음식을 자주 먹기만 해도 하루 이틀 안에 좋아집니다. 모유나 분유, 이유식을 먹는 아이는 그대로 먹이면 되고, 밥을 먹는 아이는 죽을 맛있게 쑤어주세요. 섬유질이 많은 음식은 피하고, 덜 익은 바나나와 부드러운 계란찜도 좋아요. 그러나 설사하면서 열이 많이 나고, 탈수 증상을 보이거나, 변에 피가 섞여 있다면 곧바로 병원에 가야 합니다.

설사도 안 했는데 장염이라고요?

배가 아프고 설사가 나는 것은 아이에게 감기 다음으로 흔한 증상으로, 특히 5살 이하 영유아에게 많다. 배가 아프고, 설사를 하며, 구역질이 나거나, 열이 높다면 대부분 장염이다.

때로는 설사가 시작되기 전에 배가 먼저 아프고 열이 날 수도 있다. 또한 두통과 함께 몸살처럼 팔다리가 아프기도 한다. 아이가 이런 증상을 보일 때 장염이라고 하면 "오늘 아침에 정상적인 변을 봤어요. 설사도 하지 않았는데 장염이라고요?" 하고 되묻는다. 복통은 장염의 흔한 증상으로, 복통 후에 설사가 시작될 수도 있다. 복통은 방귀를 뀌거나 설사를 하고 나면 잠시 완화된다.

변을 자주 본다고 모두 설사는 아니다

설사는 액체가 섞인 변을 보거나 변을 자주 보는 것을 말한다. 기준이 되는 횟수는 하루 세 번 이상이며, 평소보다 배변이 잦을 때도 설사로 본다. 그런데 아이는 이 기준을 그대로 적용하기 어렵다. 특히 영유아는 배변 횟수가 많고, 아이마다 차이도 크다. 모유 수유를 하는 6개월 미만 영아는 정상적으로 하루 5~8회 묽고 부드러운 변을 보기도 한다. 변을 보는 횟수는 나이가 들면서 점차 줄어 서너 살쯤 되면 성인과 비슷한 배변 습관을 보인다. 따라서 배변 횟수와 함께, 변의 양과 상태, 동반 증상 등을 종합적으로 고려해 설사인지 정상 변인지 판단한다.

장염에 의한 설사가 대부분

설사는 대부분 장염 때문에 발생한다. 가장 흔한 장염은 로타바이러스나 노로바이러스에 의한 것으로, 전체의 90% 정도를 차지한다. 나머지 10%는 세균성 장염이나 항생제 부작용, 음식물 알레르기 등에 의한 장염이다.

설사는 정도가 심하지 않고 구토를 많이 하지 않으며, 열도 높지 않다면 수분과 영양 섭취만 잘해도 특별한 치료 없이 나을 수 있다. 1세 미만은 모유나 분유, 이유식을 평소처럼 먹이고, 1세 이상은 소화가 잘되는 죽을 먹이되 평소보다 자주 먹이

는 게 좋다. 분유와 이유식을 같이 먹는 아이는 분유를 줄이

고 이유식을 늘리는 게 도움이 된다. 이와 함께 병원에서

처방한 경구 수액으로 수분과 전해질을 보충하면 더

잘 회복된다. 경구 수액은 가정에서도 만들 수 있다.

깨끗한 물 1리터에 설탕 6티스푼(30g), 소금

1/2티스푼(2.5g)을 녹여 만든다. 경구 수

액은 젖병으로 먹이는 것보다는 숟가락

으로 조금씩 자주 먹이는 게 더 효과적이다. 경구 수액 대신 물이나 보리차, 옥수수

차를 먹여도 된다.

그런데 어떤 설사는 이런 방법만으로 좋아지지 않고, 급격히 악화될 수 있으니 다

음을 확인하여 병원에 가야 할지 판단하자.

반드시 병원에 가야 하는 설사 증상

- 6개월 미만 영아가 설사할 때.

- 설사하면서 고열이 날 때.

- 심장이나 신장에 기저 질환이 있는 아이가 설사할 때.

- 설사나 토사물에 피가 섞여 나올 때. 세균성 장염일 가능성이 높으므로 바로 병원에
  간다.

- 구토나 설사 횟수가 많아지면서 저혈당이나 탈수 증상이 나타날 때. 아이가 잠만 자거
  나 계속 졸고, 때로는 매우 보채며, 물을 충분히 주는 데도 소변량이 확 준다면 저혈당
  이나 탈수일 수 있다.

설사할 때 좋은 음식 vs 나쁜 음식

아이가 설사할 때는 탈수 상태가 되지 않도록 수분을 충분히 섭취하면서 영양도 잘 공급해주어야 한다. 그런데 설사가 시작되면 아이는 입맛이 떨어져 잘 먹으려 하지 않는다. 이럴 때 먹으면 좋은 음식과 피해야 할 음식을 소개한다.

설사할 때 좋은 음식

곡물

백미나 정제된 밀가루 음식이 좋다. 잡곡처럼 섬유질이 많은 곡물은 설사를 악화시킬 수 있다. 소화 잘되는 쌀죽을 먹이되 흰죽보다 쇠고기죽이나 전복죽이 맛도 영양도 낫다.

과일

껍질 없이 익힌 과일이나 덜 익은 바나나, 껍질 벗긴 사과가 좋다. 덜 익은 바나나는 설사 시 부족해지기 쉬운 칼륨, 나트륨 보충에 효과적이다.

과자

칼륨, 나트륨을 보충할 수 있는 짭짤한 크래커

음료

물이나 보리차, 옥수수차

단백질

껍질 벗긴 닭고기나 기름기 없는 쇠고기와 돼지고기, 달걀이 좋다. 특히 소화도 잘되고 먹기도 편한 달걀찜을 추천한다.

설사할 때 피해야 할 음식

- 지방 함량이 많거나 튀긴 음식

- 유당이 들어간 우유(무가당 플레인 요거트는 좋음)

- 매운 음식

- 설탕 함량 높은 음료(이온 음료 포함)나 과일 주스

- 장내에 가스를 유발하는 콩류, 양배추, 탄산음료

배에서 꼬르륵 소리가 나요

아이의 배에서 '꼬르륵'하고 소리가 나면 '배가 고프구나' 하는 생각이 든다. 물론 배고파도 꼬르륵 소리가 나기는 한다. 다만 다른 경우도 있으니 살펴보자. 보통 꼬르륵 소리는 위가 아니라 장에서 나는 소리다. 장은 소장과 대장을 합쳐서 이르는 말로, 소장은 아랫배 안에 라면 가닥처럼 꼬불꼬불하게 뭉쳐 있고, 대장은 소장을 한 바퀴 돌아서 항문으로 내려온다. 소장과 대장은 생각보다 길어서 일자로 펼친 길이가 태어날 때 이미 2.5m나 되고, 성장하면서 6~8m까지 길어진다. 장은 마치 파이프 같아서 안으로 음식, 소화액, 공기가 흐른다. 장에서 꼬르륵 소리가 나는 것은 장에 흐르는 음식과 소화액, 공기와 관련이 있다.

꼬르륵 소리가 나는 가장 큰 이유는 배고픔이다. 배가 고프면 뇌에서 호르몬이 나와 먹고 싶은 욕구를 일으킨다. 이 호르몬은 위장 근육을 수축시키고, 이 움직임이 연결된 장을 자극해 장까지 움직이면서 소리가 난다.

꼬르륵 소리는 음식물이 소화될 때도 난다. 음식이 위장을 지나 장으로 내려오면 소화하기 위해 연동 운동을 하는데, 이 과정에서 소리가 난다. 이 소리는 식사하고 몇 시간 뒤에 날 수도 있다. 이처럼 배가 고플 때나 소화 과정에서 나는 소리는 정상적인 장음으로, 걱정하지 않아도 된다.

하지만 꼬르륵 소리가 크게 나면서 배가 더부룩하거나 아프고, 열이 오르며, 설사까지 할 때는 장염일 수 있으므로 병원에 가야 한다. 다른 증상 없이 꼬르륵 소리만 너무 크게, 또 너무 자주 난다면 장에 가스를 많이 생성시키는 음식을 먹었기 때문이다. 이런 음식을 과다 섭취하면 배가 더부룩하고 가스 찬 느낌도 든다. 이를 줄이려면 가스를 많이 만드는 음식을 제한하는 것이 좋다.

장에 가스를 많이 생성하는 음식을 고高 포드맵 음식이라고 한다. 포드맵FODMAP은 발효당Fermentable 올리고당Oligosaccharide 이당류Disaccharides 단당류

대표적인 고 포드맵 음식

올리고당	사과, 감, 복숭아, 수박, 브로콜리, 콩, 양파, 파, 양배추
이당류	우유, 요구르트, 생치즈(리코타, 코티지 등)
단당류	사과, 수박, 배, 마늘, 양파, 꿀
당알코올류	사과, 복숭아, 버섯, 다시마

Monosaccharides, 그리고And 당알코올Polyols의 머리글자를 따서 만든 단어다. 이런 당분은 소화 효소로 잘 분해되지 않아 소장에서 흡수되지 않고 대장까지 가는데, 대장에서 장내 미생물에 의해 발효되면서 가스가 만들어진다. 대표적인 고 포드맵 식품은 옆의 표와 같다.

반대로 가스가 적게 나오는 저低 포드맵 식품도 있다. 바나나, 오렌지, 딸기, 감자, 고구마, 토마토, 유당 제거 우유, 고형 치즈, 붉은색 육류 등이다. 이런 음식을 먹으면 꼬르륵 소리가 덜 나고, 배가 더부룩한 증상도 준다.

마지막으로, 식습관도 꼬르륵 소리가 나는 데 일조한다. 너무 빨리 먹거나, 빨대로 물을 마시거나, 후루룩거리며 음식을 먹으면 음식과 함께 공기까지 많이 들어가 꼬르륵 소리가 더 난다. 아이가 천천히, 차분하게 음식을 먹는 습관을 들이면 뱃속도 조용해진다.

먹을 때마다 게우는 아기

아이가 분유를 먹을 때마다 조금씩 게워요. 어떻게 하면
게우지 않을까요?

아기는 3~4개월에 가장 많이 게우는데, 조금씩 게우는 것은 병이 아니고,
정상적인 반응입니다. 돌 지나면서 저절로 좋아져요. 조금씩 자주 먹이고,
먹인 후에는 트림을 많이 시키고 앉혀 두면 게우는 걸 줄일 수 있어요. 단,
자주 게우면서 체중이 잘 안 늘거나 먹는 걸 거부하고, 구역질, 발열 등의 증
상이 있으면 병원에 가봐야 합니다.

게우는 것과 토하는 것의 차이

아기한테 가장 중요한 일은 잘 먹고 잘 자는 것이다. 잘 먹고 잘 자면, 놀기도 잘
논다. 그런데 3~4개월 된 어린 아기는 우유나 모유를 먹은 뒤 종종 이걸 다시 입으
로 흘린다. 먹을 때마다 게우는 아기, 무슨 문제가 있는 것은 아닐까?

게우는 것에 대해 자세히 알아보기 전에 먼저 '게우는 것'과 '토하는 것'을 구별해
야 한다. 먹은 것을 다시 입으로 조금씩 흘리고, 또 흘리더라도 힘들어하지 않으면
게우는 것이며, 의학 용어로는 '위·식도 역류'라고 한다. 이와 달리 한꺼번에 왈칵 쏟

아지면서 아이가 힘들어하면 토하는 것, 즉 구토라고 한다.

돌 지나면서 자연적으로 없어져

위·식도 역류는 성인이나 아기 모두에게 매우 흔하고, 대부분은 정상적으로 일어나나는 생리적 역류다. 음식을 먹으면 목을 지나 식도를 거쳐 위로 들어간다. 위·식도 역류는 이와 반대로 위의 내용물이나 위산이 식도를 지나 목까지 올라오는 것으로, 건강한 어른이나 아이 모두 하루에도 수십 번 정상적인 역류, 즉 기능성 위·식도 역류가 일어난다. 다만 어른은 역류하는 양이 적고 거의 느끼지 못하는 데 비해, 아기는 입 밖으로까지 나올 수 있다. 이런 역류는 생후 3~4개월에 가장 심하고, 돌을 지나면서 크게 줄어 14~18개월 정도 되면 거의 사라진다.

아기의 위·식도 역류, 즉 게워서 입 밖으로까지 음식이 나오는 것은 다 이유가 있다. 첫째, 위의 내용물이 식도로 올라가지 못하게 꽉 조여주는 근육(하부 식도 괄약

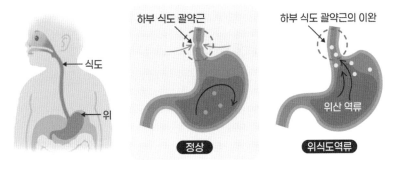

영유아의 위·식도 역류

근)이 완전히 성숙하지 않아 느슨하고, 위 크기도 어른보다 작아서 위로 내려간 음식이 다시 올라오기 쉽다. 둘째, 먹는 음식의 영향도 크다. 아기가 주로 먹는 유동식은 고형 음식보다 쉽게 역류한다. 셋째, 아기는 앉거나 서 있기보다는 누워 있는 시간이 많기 때문에 역류가 더 잘 일어난다.

위·식도 역류를 줄이려면

아기가 게우는 것이 병은 아니지만, 너무 자주 게운다면 이를 줄이는 방법이 있다.

① 우유나 분유를 먹은 후 트림을 많이 시킨다.
② 먹은 후에는 바로 눕히지 않고 앉혀 두거나 엎드려 놓는다.
③ 한 번에 먹는 양을 줄인다.
④ 우유에 쌀미음을 약간 섞어 점도를 높인다. 단, 우유를 진하게 타서는 안 된다.
⑤ 점도를 높인 역류 방지용 분유를 먹인다.

그런데 게우는 아기 중에서 기능성 역류가 아니라, 다른 문제가 있어 게우는 경우도 간혹 있다. 자주 게우면서 체중이 잘 늘지 않고, 성장이 지연되거나 먹는 걸 거부하거나 구역질하거나 기침, 발열, 보챔 등의 증상이 있으면 병원에 가서 확인해볼 필요가 있다. 하지만 게우는 횟수가 많더라도 체중이 잘 늘고, 아파하지 않으면 걱정하지 않아도 된다.

올해는 무사히 지나가길, 수족구병

어린이집에서 수족구병에 걸렸어요. 어떻게 보살펴야 할까요?

수족구병은 물집이 생겨도 긁지만 않으면 흉터가 남지 않고, 잘 없어져요. 입에 물집이 생겨 잘 먹지 못할 때는 아이스크림이나 시원한 음료를 주는 것도 좋아요. 일주일 정도는 어린이집에 보내지 말고 집에서 보살펴야 친구에게 옮기지 않습니다. 수족구병에 걸린 후 기운이 없이 잠만 자거나, 토하거나, 경련을 일으키면 뇌염이나 뇌수막염일 수 있으므로 바로 응급실로 가야합니다.

더위와 함께 찾아오는 수족구병

해마다 더워지기 시작하면 뚜렷이 증가하다 가을바람이 불면 자취를 감추는 유행병이 있다. 바로 수족구병이다. 수족구병은 말 그대로 손, 발, 입에 물집이 생기는 바이러스성 질환으로, 5월부터 서서히 증가해 6월 말에 가장 크게 유행하며, 2~3세 아이가 많이 걸린다.

수족구병은 어린이집이나 유치원에서 한 명이 걸리면 삽시간에 번질 수 있다. 수족구병을 일으키는 것은 콕사키 바이러스와 엔테로 바이러스로, 바이러스가 손에 묻은 뒤 입으로 들어가거나, 물집의 진물과 직접 접촉해 유발한다. 잠복기는 3~7일이며, 발병 후 일주일 동안 전염성이 가장 크다.

수족구병에 걸리면 손이나 발, 입에 물집이 생기고, 그뿐만 아니라 몸이나 엉덩이, 특히 항문이나 생식기 주변에도 많이 생긴다. 항문이나 생식기가 발갛게 되면서 수포가 생기면 깜짝 놀라서 병원에 오는데, 이 역시 수족구병의 흔한 증상이다. 입술이나 잇몸, 혀, 입안 점막 등에 물집이 생기고 헐어서 피가 나면, 아파서 잘 먹지 못하고 침을 많이 흘린다. 네 명 중 한 명은 다른 부위에는 증상이 없고, 입에만 증상이 있다. 수족구병 바이러스의 하나인 엔테로 바이러스는 장 바이러스라 피부 증상과 함께 설사와 구토까지 날 수도 있다. 아이가 잘 먹지 못해 탈수 증상이 있을 때는, 설사를 하지 않는다면 아이스크림이나 차가운 음료로 수분과 칼로리를 보충하는 것도 좋다.

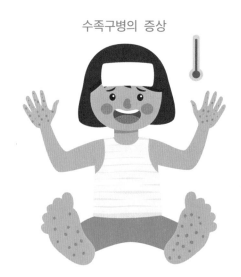

수족구병의 증상

아이의 손이나 발, 입에 3~7mm 크기의 수포성 발진이 생긴다.

물집이 흉터로 남지 않으려면

수족구병은 확실한 치료제가 없어 증상을 줄이는 게 최선이다. 항히스타민제를 복용하거나 칼라민 로션을 발라 가려움을 줄일 수 있다. 대부분 증상이 가볍고, 7~10일이면 자연적으로 회복된다. 다만 수포를 긁어서 터지면 흉터가 생길 수 있으므로 긁지 않게 잘 보살펴주어야 한다.

수족구병은 해마다 유행하지만, 아직 백신이 개발되지 않아 예방이 불가능하다. 손을 잘 씻고, 수족구병이 유행할 때는 사람이 많이 모이는 곳에 가지 않는 것이 최선이다. 또 아이가 수족구병에 걸리면 다른 아이에게 옮기지 않도록 7일간은 어린이집이나 유치원에 가지 않는다. 보통 5살이 넘으면 수족구병에 잘 걸리지 않으나 때로는 어른도 전염될 수 있으므로, 수족구병에 걸린 아이와 입맞춤하지 않고, 수건과 컵도 따로 사용하는 것이 좋다.

즉시 병원에 가야 하는 수족구병 증상

- 소변 횟수나 소변량이 줄고 축 늘어질 때와 열이 나서 수분이 손실되고, 입안이 헐어서 음식을 못 먹으면 병원에 가서 진찰받고 수액을 맞는 것이 좋다.

- 움직이지 않고 잠만 자려 하거나, 토하고 경련을 일으킬 때는 뇌수막염이나 뇌염일 가능성이 있으므로 지체하지 말고 바로 응급실에 간다. 수족구병에 동반되는 뇌수막염이나 뇌염은 적기에 치료하면 대부분 별다른 후유증을 남기지 않고 잘 치료된다. 하지만 후유증으로 팔이나 다리가 마비되거나 제대로 움직이지 못하는 경우도 드물게 발생하므로, 뇌수막염이나 뇌염 가능성이 있을 때는 되도록 빨리 병원에 가야 한다.

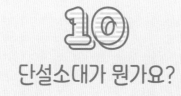

10
단설소대가 뭔가요?

아이의 설소대가 짧다고 하는데 무조건 잘라줘야 하나요?

설소대가 짧다고 해서 무조건 잘라주는 것은 아닙니다. 정도가 심해서 수유의 어려움이 있거나 발음의 문제가 있을 때만 의료진의 판단으로 시행합니다. 설소대에 감각이 생겨나기 전인 어린 영아들은 마취 없이 간단하게 시술하니 크게 걱정하지 않으셔도 됩니다.

설소대가 짧거나 두꺼운 경우

설소대는 혀 아래쪽에 위치한 띠 모양의 주름이다. 설소대가 선천적으로 심하게 두껍거나, 혀에서 붙은 정도가 짧은 경우를 '단설소대(혀유착)'라고 한다. 단설소대의 아이가 혀를 내밀면 '하트 모양'이 되는 것으로 쉽게 알아챌 수 있다. 보통의 단설소대는 소아과 진료실에서 간단하게 시술하는 경우가 많다. 시술 시간도 3분 이내로 오래 걸리지 않으며, 지혈이 되고 나면 바로 수유도 가능하다. 다만 유착이 심한 경우와 설소대가 두꺼운 경우에는 소아치과에 의뢰하여 전문적인 시술을 하기도 한다.

단설소대 아이 시술 전후 모습

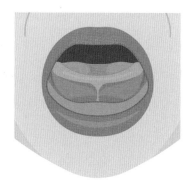 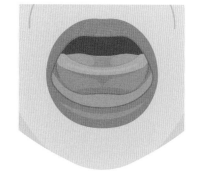

단설소대 시술 전   단설소대 시술 후

만 3세 이후 발음 평가해보자

단설소대 시술 후에 다시 붙는 경우도 있지만 재시술은 거의 하지 않는다. 아직 수유기가 지나지 않아 수유를 계속해야 하는 경우 외에는 단설소대 아이가 큰 문제 없이 자라는 경우가 대부분이기 때문이다. 다만 자라면서 단설소대로 인해 발음에 문제가 생겨 수술이 필요한 경우도 있다. 하지만 단설소대가 있다고 해서 무조건 발음에 문제가 생기지는 않으니 크게 걱정할 필요는 없다. 아이의 발음이 형성되는 만 3세 정도가 되었을 무렵 발음 평가를 받아본 후에 병원에 방문해 결정하면 된다.

목에 만져지는 멍울, 림프절 비대

목에 혹이 생겼어요. 큰 병은 아니겠죠?

목에는 림프절이 많아서 혹이 잘 생겨요. 대부분의 혹은 감기에 걸린 후에 생기고, 1~2주 안에 없어집니다. 혹이 단단하거나, 2cm 이상 크거나, 2~3주 동안 점점 커지거나, 쇄골 위에 생기면 초음파 검사나 조직 검사가 필요합니다.

감기 후에 생긴 목의 멍울은 1~2주 후에 없어져

몸에서 멍울이나 혹이 만져지면 아이든 어른이든 걱정이 앞선다. 혹이라고 하면 종양이 떠오르고, 종양 앞에 '악성'까지 붙으면 암을 의미하기 때문에 혹이라는 단어에는 어두운 그늘이 드리워 있다. 우리 몸에서 혹이 가장 많이 만져지는 곳은 목이다. 아이도 마찬가지다. 그래서 아이 목에 혹이 생겼다고 병원을 찾는 경우가 많다.

결론부터 말하면, 아이 목에 생기는 혹은 대부분 감기 후에 림프절이 커진 림프절 비대로, 별문제 없이 잘 치료된다. 림프절은 림프선이 교차하는 지점에 있는 조직이다. 우리 몸에는 두 가지 중요한 순환계가 있는데, 하나는 혈액이 흐르는 혈관이고, 다른 하나는 림프액이 흐르는 림프선이다. 림프선을 따라 흐르는 림프액에는 다양한 면역 세포가 들어 있어, 바이러스나 세균이 침투했을 때 맞서서 열심히 싸운다. 이 과정에서 림프절이 커져 혹으로 만져질 수 있는데, 이를 '반응성 림프절염'이라고도 부른다. 감기나 독감에 걸린 후 반응성 림프절염이 생겼을 때는 항생제나 소염제, 간혹 스테로이드제까지 쓰면 대개 1~2주 사이에 없어진다. 천천히 없어지는 경우에도 4~6주 정도 지나면 말끔히 사라진다.

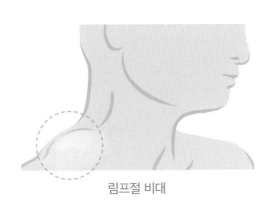

림프절 비대

혹이 쇄골 위에 있거나 크면 검사 필요

감기나 독감 등 감염성 질환에 걸리지도 않았는데 갑자기 멍울이 만져진다면 몇 가지 점을 고려해 초음파 검사나 조직 검사 등을 받아 확인할 필요가 있다. 먼저 위치가 중요하다. 쇄골 바로 위에 생기는 혹은 반응성 림프절염이 아니고 다른 원인이 있을 수 있다. 또 겨드랑이나 사타구니에 생기는 혹도 마찬가지다. 이 경우에는 초음파 검사를 먼저 해서 조직 검사가 필요한지 여부를 가려낸다. 혹의 크기도 추가 검사를 결정하는 중요한 기준이다. 반응성 림프절염은 대부분 1cm 이하고, 커도 1.5cm를 넘지 않는 만큼, 2cm를 넘으면 병원에 가서 꼭 확인해야 한다. 혹이 크지는 않더라도 2~3주 동안 점점 커질 때도 병원 진료가 필요하다. 또 목에 혹이 만져지면서 일주일 이상 열이 나거나 만졌을 때 단단하고, 잘 움직이지 않고 고정돼 있으며, 눌러도 아프지 않거나 4~6주 지나도 없어지지 않고 계속 남아 있을 때는 조직검사가 필요하다.

반응성 림프절염 외에 목에 혹을 유발하는 질환은 괴사성 림프절염, 림프절 농양, 반응성 증식, 결핵성 림프절염, 가와사키병이 있으며, 흔하지는 않지만 악성 질환인 림프종, 백혈병도 있다.

12
참아서 생기는 병, 변비

아이가 똥을 못 눈 지 며칠 됐어요. 변비약 안 먹이고
똥 잘 누게 할 수는 없을까요?

아이는 잘못된 습관 때문에 변비가 생겨요. 며칠씩 똥을 못 누고 때로는 똥을 지리기도 하죠. 하지만 절대 혼내서는 안 됩니다. 변비는 아이가 의도한 게 아니라서 혼낸다고 고쳐지지 않고, 오히려 더 심해질 수 있어요. 섬유소를 많이 먹고, 규칙적으로 화장실에 가는 습관을 들이세요. 그래도 안 되면 변비약으로 치료합니다. 아이 변비약은 어른 것과 달라서 오래 복용해도 해가 없으니 안심하세요.

기저귀 떼면서부터 시작되는 아기 변비

아기는 원래 어른보다 더 자주 먹고, 똥도 더 자주 눈다. 태어난 직후에는 하루 평균 네 번 똥을 누며, 서너 살쯤 되면 배변 횟수가 어른과 비슷해진다. 기저귀를 떼는 시기인 한두 살 때는 하루에 두 번 내외로 똥을 눈다.

그렇다면 아이가 일주일에 몇 번 변을 볼 때 변비일까? 아이는 연령에 따라 횟수가 크게 변하고, 개인차도 꽤 커서 횟수만으로 단정하기는 어렵고, 다른 증상도 같

이 고려해야 한다. 4세 이하의 아이는 ∙ 주 2회 이하 배변 ∙ 주 1회 이상 변 지림 ∙ 변을 참음 ∙ 배변 시 항문 통증 ∙ 배변 후 변기 막힘 중 2가지 이상이 나타나면서 각 증상이 주 1회 이상 빈도로 1개월 이상 지속될 때 진단하고, 4세 이상 아이는 2개월 이상 지속될 때 진단한다.

이런 다양한 증상 중에서 부모가 놓치기 쉬운 증상은 변 지림이다. 지리는 변은 묽은 변이라, 변비가 아니라 설사로 오인할 수 있다. 직장에 변이 많이 쌓이면 하루에도 몇 번씩 자신도 모르게 무른 변이 딱딱해진 변 틈새로 스며 나올 수 있다. 특히 큰 아이가 이렇게 변을 지리면 부모가 혼을 내고, 아이는 이를 숨기다 보면 변비가 점점 더 심해진다.

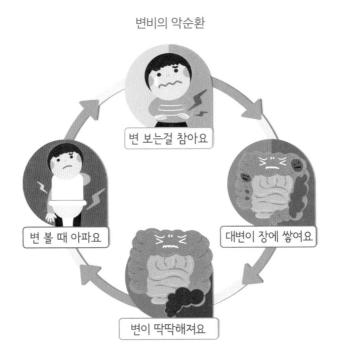

변비의 악순환

변 보는걸 참아요

대변이 장에 쌓여요

변이 딱딱해져요

변 볼 때 아파요

아이는 대부분 똥 누는 것을 참아서 변비가 생긴다. 물론 신경이나 근육, 호르몬 이상으로 인한 '기질적 변비'가 없지는 않지만, 95% 이상이 잘못된 습관 때문에 생기는 '기능성 변비'다. 변비가 가장 많이 생기는 시기는 한 두 살 때로, 기저귀를 떼면서 시작되는 경우가 많다. 아이에게 배변 훈련은 아주 큰 스트레스다. 기저귀를 떼는 것 자체가 힘든 데다 변기나 화장실이 익숙하지 않고, 똥 눌 때 아픈 경험을 하면 변을 보는 것을 참는다. 또 놀이에 열중해서 똥 누는 것을 참기도 한다. 이렇게 대장에 변이 쌓이면 수분이 흡수돼 딱딱해져, 변을 볼 때 아프고 항문 주위에 상처가 생길 수도 있다. 이 때문에 아이는 똥 누는 것을 더 참아서 변비가 점점 심해지는 악순환을 겪는다.

아기가 변비약을 먹어야 한다고요?

아이 변비를 치료할 때 가장 중요한 것은 어린아이든 제법 큰 아이든 절대로 혼내지 않는 것이다. 다 큰 아이라 하더라도 속옷에 변이 묻는 것은 의도적인 행동이 아니기 때문에 야단친다고 해결되지 않는다. 변비 치료에 가장 중요한 역할을 하는 사람은 부모. 시간이 오래 걸리고, 또 종종 재발하므로 부모는 인내심을 갖고 아이를 치료해야 한다.

변비를 치료하는 방법은 크게 세 가지로, ❶식습관 개선 ❷규칙적인 배변 습관화 ❸약물 치료가 있다. 먼저 변비 해소에 좋은 섬유소가 많은 식품, 예를 들면 현미, 보리, 율무 같은 정제하지 않은 곡물, 사과, 배, 복숭아 등의 과일이나 프룬(서양자두) 주스, 채소류, 콩류, 해조류 등을 충분히 먹인다. 피해야 할 음식은 바나나, 연시, 인스턴트 식품이다. 또 똥을 누지 않더라도 하루 2~3번, 식후 10~20분 사이에 변기에 앉히는데, 변기에 앉는 시간을 30초부터 시작해 5분까지 늘린다. 또 항문에 상처가 있을 때는 바셀린을 발라주면 배변 시 윤활 작용을 해 통증이 줄어든다. 급성 변비는 이것만으로도 좋아질 수 있다. 하지만 변비가 오래되면 약물 치료가 필요하다.

아기 변비약, 어른 약과 성분도 끊는 방법도 달라

아이에게 변비약을 먹여야 한다고 하면 쉽게 받아들이지 못하고, 걱정부터 하는 부모가 많다. 본인이나 주위 사람이 변비가 심해 변비약을 자주 먹다 오히려 배변이 더 힘들어진 경험을 떠올리고는, "아이가 벌써 변비약을 먹어도 되나요?" 하고 되묻는다.

그런데 아이가 먹는 변비약은 어른의 약과 성분이 다르다. 변비약은 약을 먹으면 바로 변을 보는 '자극성 제제'와 변을 무르게 만드는 '삼투성 제제' 두 가지가 있다. 자극성 제제는 장 점막과 직장을 직접 자극해 강제로 변을 보게 하며, 어른에게 쓰고, 아이한테는 쓰지 않는다. 아이가 먹는 변비약은 삼투성 제제로, 대장에서 흡수되지 않으면서 수분을 머금어 변이 무르게 하고, 장운동을 촉진한다.

약을 먹고 하루 이틀 지나면 아이가 똥을 누는데, 그러면 부모는 변비가 없어졌다고 생각하고 임의로 약을 끊는 경우가 많다. 하지만 변비가 치료된 게 아니라서 후에 반드시 재발한다. 아이가 변비약을 먹기 시작했다면 최소 6개월은 복용해야 한다. 아이가 먹는 변비약은 오래 먹어도 내성이 없고, 크게 해가 없으니 걱정하지 않아도 된다. 또 중단할 때도 한 번에 딱 끊어서는 안 되고, 의사 처방에 따라 서서히 복용량을 줄여야 한다.

13

소변을 자주 봐요

아이가 30분마다 한 번씩 화장실에 가요. 밤에 실수도 하고요.
화장실 스트레스 때문에 외출도, 여행도 힘들어졌어요.

소변을 너무 자주 보는 빈뇨는 변비나 방광염을 동반하지 않으면 배뇨 습관
만 잘 들여도 서서히 좋아집니다. 또 5세 미만 아이가 밤에 실수하는 것은
특별한 이상이 없어도 그럴 수 있고, 자연스러운 성장 과정이므로 인내심을
갖고 지켜봐주세요. 혼내거나 억지로 깨워 화장실을 가게 하는 건 좋지 않
습니다. 다만 주간 빈뇨가 6개월 이상 지속되면 진찰을 받아보세요.

얼마나 자주 눠야 빈뇨일까?

앞 장에서 아이는 어른보다 자주 먹고, 똥도 자주 눈다고 했는데, 소변도 마찬가
지다. 수분 섭취량에 따라 횟수가 달라지지만, 보통 갓 태어난 아기는 거의 한 시간
마다 소변을 보고, 1세 아기는 하루에 12회 정도 소변을 본다. 7세가 되면 평균 7회
로 줄고, 12세가 되면 4~6회로 어른과 비슷해진다. 그런데 빈뇨가 생기면 아이가
갑자기 수시로 화장실에 들락날락하고, 심하면 30분마다 한 번씩 달려가는가 하면,
친구 집이나 식당, 가게 등 새로운 곳에 갈 때마다 화장실부터 찾는다. 처음에는 곧

좋아질 거라고 생각해 지켜보다 1주일이 가고, 2주일이 가고, 한 달이 되어서야 병원을 찾는다. "한두 달 전부터 갑자기 소변을 자주 봐요.", "새 학기 들어서 수시로 소변을 봐요. 전에는 안 이랬는데…"라고 말한다.

아이가 하루에 8회 이상 소변을 보고, 소변의 양이 적은 것을 빈뇨라고 한다. 또 갑자기 참을 수 없이 오줌이 마려운 '절박뇨' 증상도 함께 나타날 수 있다. 계절의 영향도 받아서 겨울에 증가하는데, 날씨가 추워지면 방광이 더 민감해지기 때문이다.

소아 빈뇨의 흔한 원인 세 가지

아이가 빈뇨라고 하면 부모님은 먼저 방광염이 아닌지 궁금해한다. 방광염은 빈뇨와 함께 특징적인 증상이 있다. 소변볼 때 통증이 있다. 또 방광의 염증이 요관을 타고 신장으로 올라가 신장 안에 소변이 모이는 신우와 주변 조직까지 번지면(신우신염) 열도 난다. 빈뇨이면서, 소변을 볼 때 쓰리고 아프거나 열이 나면 방광염이나 신우신염을 의심할 수 있다. 하지만 아이에게 흔하지는 않다. 통증, 발열 등의 동반 증상 없이 빈뇨만 있는 아이는 소변 검사를 해도 당연히 깨끗하게 나온다.

빈뇨로 진단되면 소변 검사와 함께 엑스레이를 찍는데, 변비가 아닌지 확인하기 위해서다. 변비는 빈뇨를 유발하는 중요한 원인 중의 하나다. 대장 끝부분 앞에는 방광이 있어서, 대장에 변이 쌓이면 앞에 있는 방광을 압박하고 자극한다. 그래서 방광에 소변이 조금만 차도 마렵고, 소변을 보고 난 뒤에도 소변이 남은 듯한 잔뇨감 때문에 다시 화장실을 가기도 한다. 배뇨 기능이 정상일 때는 방광 용적의 약 1/3에 소변이 차야 첫 요의를 느끼고, 2/3까지 차면 바로 화장실에 가야 할 정도로 소변이 마렵다. 변비인 아이는 대장의 변이 방광을 누르기 때문에 소변이 이렇게 찰

때까지 기다리지 못하고 자주 화장실을 가는 것이다. 변비를 치료하면 변을 잘 보는 것은 물론, 빈뇨도 해결된다.

아이에게 빈뇨가 생기는 두 번째 원인은 과민성 방광이다. 신경학적인 문제는 없지만, 배뇨 기능이 아직 완전히 성숙하지 않았거나, 배뇨 습관이나 배뇨 자세가 잘못된 경우 또는 배뇨 훈련을 할 때 너무 스트레스를 받아서 생긴다. 과민성 방광은 방광에 소변이 충분히 차지도 않았는데 소변이 마렵고, 또 요의가 서서히 오는 것이 아니라, 어느 순간 갑자기 참을 수 없이 화장실에 가고 싶어진다. 행동 치료나 심리 치료도 필요하지만 약물로 치료하면 굉장히 드라마틱하게 좋아지는 사례가 많다.

세 번째 원인은 주간빈뇨증후군이다. 방광염, 신우신염 같은 요로 감염이나 요실금, 야간뇨 등이 전혀 없으면서, 갑작스럽게 낮에 화장실을 자주, 심할 때는 10~15분마다 가는 증상이다. 당연히 소변량도 아주 적다. 새 학기 또는 가족 간에 스트레스가 많을 때 주간빈뇨증후군일 가능성이 크다. 이럴 때는 사실 특별한 치료가 없다. 대부분 그냥 놔두면 서서히 좋아진다. 이때 부모가 안절부절못하거나, 좀 참아보라고 채근하거나 화를 내면 더 심해질 수 있다. 마음의 여유를 갖고 3개월 정도는 지켜봐야 하며, 길게는 6개월까지 갈 수도 있다. 6개월이 지나도 좋아지지 않으면 좀 더 정밀한 검사를 해보고, 약물 치료를 할 수도 있다.

배뇨 장애가 나타나는 안 좋은 습관

주간빈뇨증후군이나 과민성 방광은 습관과 관련이 있다. 배뇨 습관이 좋지 않으면 이런 증상이 더 잘 생긴다. 빈뇨를 유발하거나 악화시킬 수 있는 나쁜 배뇨 습관과 이를 고치는 방법을 알아보자.

① 노느라 소변보는 때를 놓치거나 일부러 참는다.

아이는 놀이에 집중하면 방광이 찼다는 신호를 무시할 수 있다. 방광에 소변이 가득 차면 방광이 강력하게 수축하기 때문에 그제야 화장실로 달려가다 옷에 실수하고 만다.

→ 방광이 가득 차기 전에 2~3시간마다 규칙적으로 화장실에 가도록 유도한다.

② 급하게 소변을 보느라 방광을 완전히 비우지 않는다.

소변을 급하게 보면 요도 괄약근(요도를 열었다 닫았다 함)을 과도하게 사용하게 되고, 이것이 반복되면 이완해서 소변을 완전히 배출해야 할 때도 괄약근이 수축해 방광에 소변이 남을 수 있다. 이렇게 소변이 조금씩 남으면 감염 위험도 커진다.

→ 소변을 볼 때 편안하게 해주고, 옆에서 '쉬-' 소리를 내주는 것도 좋다. 소변을 보는 소리가 점점 작아지지 않고, 갑자기 뚝 끊어지면 방광을 다시 이완시켜야 한다. 약 5분 정도 방광이 이완되는 시간을 기다렸다가 마저 배뇨하도록 유도한다.

③ 변비가 있다.

변비는 빈뇨는 물론, 요로감염, 요실금의 원인이 되기도 한다.

→ 매일 변을 보더라도 변비일 수 있으니, 변의 상태를 확인한다. 충분한 수분과 섬유질이 풍부한 채소·과일을 섭취해 변비를 없애자.

④ 여자아이가 다리를 모으고 소변을 보거나 남자아이가 까치발로 서서 소변을 본다.

여자아이 소변보는 바른 자세

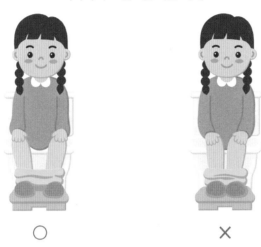

○   ✕

여자아이가 다리를 모으고 소변을 보면 소변이 질로 역류해 염증이 생기거나 가렵고 아플 수 있다. 또 남자아이는 까치발로 서서 소변을 보면 방광이 완전히 비워지지 않을 수 있다.

→ 여자아이는 소변을 볼 때 다리를 벌리고 편하게 앉고, 등을 펴며, 변기 뒤쪽에 앉도록 도와준다. 남자아이는 까치발을 하지 않고도 소변을 볼 수 있게 발판을 사용하고, 생식기를 청결하게 유지한다.

⑤ 카페인이 든 간식을 자주 먹는다.

→ 초콜릿이나 초콜릿 과자, 코코아 음료, 콜라에는 카페인이 들어 있어 빈뇨를 유발하니 피한다.

우리 아이, 야뇨증일까?

밤에 쉬 마려워하는 6살 아이, 깨워서 화장실에 가야 할까요?

아니요. 깨우지 않는 것이 좋습니다. 자고 있는 아이를 화장실에 안고 가서 소변을 보게 하는 일은 아이가 각성 없이 배뇨하게 하여, 방광에 소변이 차는 감각을 배울 수 없습니다. 장기적인 관점에서 볼 때 별로 도움이 되지 않습니다.

소아 야뇨증

야뇨증은 밤에 자는 도중 무의식적으로 소변보는 것을 말한다. 소아 야뇨증을 진단할 때는 정상적인 배뇨 조절이 기대되는 5세(생후 60개월 이상) 이후 아이가 주 2회 이상, 3개월 넘도록 자는 도중 소변을 보는 증상이 지속되는지를 확인한다. 우리 아이가 이런 증세를 보인다면 병원을 방문할 것을 권한다. 적절한 시기에 약물 치료와 상담받는 것이 좋다.

소아 야뇨증은 꽤 흔해서, 5세 남자아이의 5%, 여자아이의 3%가 갖고 있다. 간혹 이제 막 네 돌이 된 아이가 밤에 오줌을 못 가린다고 병원에 오는 부모님들이 있는데, 아직 신경이 완전히 발달하지 않은 아이가 가끔 밤에 실수하는 것은 정상적인 발달 과정이므로 인내심을 갖고 기다리는 것이 좋다. 다만 낮 동안 빈뇨나 변비 등의 다른 증상이 보인다면 바로 병원에 가서 확인해볼 필요가 있다.

낮에는 잘 가리는데 왜 유독 밤에만?

야뇨증 아이의 부모님은 이구동성으로 "아이가 낮에는 화장실에 잘 가는데, 밤에만 왜 그런지 모르겠어요."라고 말한다. 사실 원인은 다양하다. 그중에서 대표적인 몇 가지를 살펴보자. 첫 번째 원인은 호르몬 문제다. 우리 뇌는 일상생활 중에 신장과 방광이 소변을 적절하게 배출하도록 '항이뇨호르몬'이라는 물질을 분비한다. 즉

신장과 방광의 구조

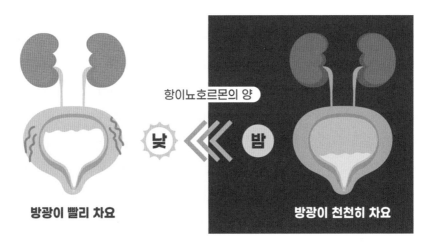

항이뇨호르몬은 활동하는 낮보다 잠자는 밤에 더 많이 분비된다.

활동이 많은 낮에는 항이뇨호르몬을 적당히 배출해 소변량이 늘고, 잠을 자야 하는 밤에는 항이뇨호르몬을 2~3배 더 많이 분비해 소변량이 확 줄어든다. 하지만 야뇨증이 있는 아이는 밤에 항이뇨호르몬이 충분하게 분비되지 않고 소변량이 줄지 않아 자는 도중 무의식적으로 소변을 보게 되는 것이다.

둘째, 방광은 풍선처럼 탄성이 커서, 밤에는 낮보다 소변을 더 많이 담을 수 있다. 보통 아이의 방광은 밤이 되면 소변을 담는 용적이 낮보다 1.6~2.1배 커져 소변을 잘 참고 아침에 일어나 화장실에 가게 된다. 하지만 야뇨증 아이는 밤에 방광 용적이 충분히 커지지 않아 어려움을 겪게 되는 것이다. 또는 너무 깊이 잠들어버려서 방광이 자극을 줘도 깨지 않아 소변 실수를 한다. 실제로 야뇨증인 아이는 밤에 큰 소리가 나도 잘 깨지 않는 경향이 있다.

또 다른 원인은 유전적 요인이다. 부모가 모두 야뇨증이 없을 때는 자녀가 야뇨증일 확률이 15%지만, 부모 한쪽이 야뇨증이 있으면 44%, 양쪽 모두 야뇨증이면 77%로 높다.

마지막으로 환경적 요인도 원인으로 작용할 수 있다. 최소 6개월 이상 밤에 소변을 잘 가리던 아이가 갑자기 다시 못 가리는 것을 2차성 야뇨증이라 한다. 2차성 야뇨증은 처음부터 소변을 가리지 못하는 1차성 야뇨증에 비해 감정적 원인이 동반되는 비율이 높다. 이때는 소아정신과와 협진하는 경우가 많다.

야뇨증을 예방하는 생활 습관

야뇨증은 호르몬이나 방광 용적, 수면, 유전, 정신적 요인 등의 다양한 원인으로 생겨나지만 평소 생활 습관을 잘 유지한다면 예방할 수 있다.

우선 잠자기 2~3시간 전에는 물과 음료수, 과일 등을 먹지 않아 수분 섭취를 줄인다. 이와 함께 방광을 자극하는 초콜릿, 콜라 같은 카페인이 든 간식과 유제품, 아이스크림은 저녁 시간에는 먹지 않는다. 이런 규칙은 아이만 시켜서는 안 되고 가족 모두 같이 해야 잘 따를 수 있다.

그리고 잠들기 직전에 소변을 보게 한다. 이때는 긍정적인 보상으로 아이의 의욕을 높여주면 습관들이기도 수월하다. 잠들기 전 화장실에 다녀오면 칭찬 스티커를 붙여주고, 약속한 개수만큼 모으면 적절한 보상을 해주는 방식을 추천한다.

그런데 아이가 밤에 실수하는 일이 잦다고 잠자는 아이를 일부러 깨워서 화장실에 다녀오게 하는 부모가 꽤 있다. 뇌의 각성 없이 일방적으로 배뇨를 시키면 방광에 소변이 차는 감각을 배울 기회가 사라진다. 이는 장기적인 관점에서 야뇨증을 치료하는 데 도움이 되지 않는다.

다만 증세가 심할 때는 야뇨 경보기를 활용할 수 있다. 야뇨 경보기는 옷에 부착하는 장치로, 속옷이 젖으면 감지기가 경보를 울려 아이를 깨운다. 야뇨 경보기의 원리는 방광이 가득 찼을 때 스스로 일어나 소변을 보게 하려는, 일종의 조건 반사를 이용한 치료법이다. 하지만 효과가 나타나기까지 2~3개월 이상 걸리고, 가격이 비싸기 때문에 주치의와 상담 후 구매할 것을 권한다.

아이의 잘못이 아니에요

앞에서 야뇨증이 일어나는 원인을 자세히 설명하였듯이, 소아 야뇨증은 아이의 잘못으로 일어나는 증세가 아니다. 부모가 야단치거나 모욕감을 주면 오히려 역효과가 나타날 수 있다. 아이 자신도 밤마다 소변 실수를 하고, 친구들과 캠프를 가거나 여러 가족과 여행을 가서 실수하면 심리적으로 크게 위축된다. 이럴 때 가족들까지 부정적인 반응을 보이면 친구 관계나 자아 발달에 나쁜 영향을 끼칠 수 있다. 천천히 성장하고 있는 아이를 지지해주고 응원해주는 것이 부모의 역할이다. 때론 지치고 힘들더라도 아이를 위해 충분히 기다리고 지켜봐주자.

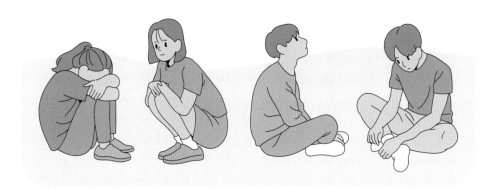

15

아이도 질염에 걸릴까?

어른도 잘 안 걸리는 질염에 아이가 걸리다니 너무 속상해요.

 아이는 생식기가 성숙하지 않아서 어른보다 질염에 더 잘 걸립니다. 위생관리만 잘해도 2주 안에 좋아지니 크게 걱정하지 마세요. 2주 지나도 증상이 그대로면 그때 적극적으로 치료합니다.

질염, 성인보다 사춘기 이전 아이가 더 잘 걸려

여자아이 손을 잡고 진료실에 온 어머님 얼굴에 걱정이 가득했다. 그리고 "팬티에 냉이 묻어나고, 냄새도 좀 나요. 그리고 자꾸 긁어요."라고 증상을 설명하였다. 진찰해보니 질염이었다. 소아 질염이라고 진단하면 깜짝 놀라서 아이도 질염에 걸리냐고 되묻는데, 오히려 아이가 어른보다 더 잘 걸린다.

여자아이가 질염에 잘 걸리는 데는 몇 가지 이유가 있다. 첫째, 질 입구가 항문과 요도에 가까워 대변이나 소변이 묻기 쉽다. 둘째, 외음부를 외부 자극으로부터 보호하는 음모가 없고, 음순도 지방층이 형성되지 않아 감염과 자극에 취약하다. 셋째, 여성호르몬인 에스트로겐이 적어 질 점막이 얇고, 질을 나쁜 균으로부터 보호하는 유익균이 적으며, 질 내 산도도 중성(성인은 산성)이다. 넷째, 외음부 피부가 민감해 화장품이나 비누, 약제, 옷감 등에 쉽게 영향을 받는다. 다섯째, 호기심이 많고 자극에 민감해 자주 만지려고 한다.

이런 이유로 사춘기 이전 여자아이가 질염에 잘 걸리는데, 질 분비물(냉)이 나오고, 분비물과 외음부에서 냄새가 나며 자주 긁는 등의 증상을 보인다. 다행히도 소아 질염은 잘 낫는다. 80~90%는 위생관리만 잘하면 특별한 치료를 하지 않아도 2주 안에 좋아진다.

집에서 이것만 잘해도 좋아져요

질염 증상이 보일 때 아래와 같은 방법으로 위생 관리만 잘하면 대부분 나아질 것이다.

질염 증상이 보일 때 위생 관리법

- 면 100%인 속옷을 헐렁하게 입히고, 유치원이나 학교에 다녀온 후 바로 씻고 속옷을 갈아입힌다.
- 배변 후 앞에서 뒤로 닦고, 소변볼 때는 다리를 넓게 벌리고 앉는 습관을 들인다. 어린 이 모드 비데가 있다면 사용을 추천한다.
- 소변을 참지 않고 3~4시간마다 보며, 변비가 있다면 변비도 교정한다.
- 외음부를 씻을 때는 중성 비누나 물로만 씻는다.
- 전문가가 권유하는 예외적인 경우를 제외하고는 평소에 질 세정제를 쓰지 않는다.

위생 관리법을 잘 지켰는데, 2주가 지나도 증상이 좋아지지 않을 때는 소아청소년과나 산부인과 진료를 받을 필요가 있다.

병원에서 적극적으로 치료해야 하는 질염의 증상

- 위생 관리법을 잘 지켰는데 2주가 지나도 증상이 좋아지지 않을 때.
- 가려움증이 아주 심할 때.
- 평소보다 악취가 더 나고 색이 짙은 냉이 나올 때.
- 생식기 주변에 발진이 심하거나 소변볼 때 아파할 때.
- 소변을 너무 자주 볼 때.

여름마다 모기와 전쟁

여름만 되면 온몸에 모기 물린 자국이 가득해요.
긁지 말라고 해도 자꾸 긁어서 피까지 났어요.

긁어서 부었을 때는 하루 한 번 약한 스테로이드 연고를 바르면 잘 가라앉아요. 상처가 생겼다면 항생제 연고를 발라도 좋은데, 이런 상처가 온몸에 있을 때는 먹는 약을 처방받아서 쓰면 빨리 나아요.

모기에 잘 물리는 사람이 따로 있을까?

여름이 힘든 건 덥고 습한 탓도 있지만, 모기도 한몫한다. 그런데 모기에 잘 물리는 사람이 따로 있을까? 과학자들이 연구한 바에 따르면 모기는 사람이 호흡을 통해 내뿜는 이산화탄소와 체취를 감지해 접근한다. 즉 이산화탄소와 체취를 많이 내뿜는 사람이 모기에 잘 물린다. 이산화탄소는 신진대사가 활발할수록 많이 나오는데, 임산부나 어린아이, 몸집이 큰 사람이 신진대사가 활발하다. 또 활동량이 많아도 신진대사가 올라간다. 모기가 좋아하는 체취가 따로 있다는 주장도 있지만, 아직 확실하지는 않다. 땀을 많이 흘리거나 술 마신 사람이 더 잘 물리는 것은 확실하다.

이렇게 이산화탄소와 체취에 이끌려 접근한 모기는 시각적 움직임을 감지해 목표 대상을 공격한다. 모기는 지독한 근시라 1m 이내 물체만 구분할 수 있고, 검은색, 남색, 빨간색같이 짙은 색에 끌린다. 신진대사가 활발하고, 땀을 많이 흘리며, 짙은 색 옷을 입은 사람이 모기에 잘 물린다는 얘기인데, 그렇다, 바로 우리 아이들이다.

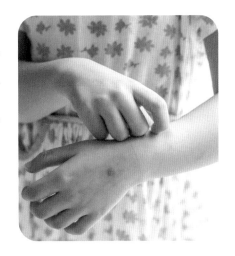

증상의 단계에 따라 달라지는 바르는 약과 먹는 약

모기에 물리면 참을 수 없이 가렵고, 긁으면 발갛게 부어서 더 가렵다. 아이들은 자신도 모르게 모기 물린 데를 벅벅 긁어서 상처가 생기고 진물이 나기도 한다. 모기에 물려 병원에 오는 아이를 보면 전신에 모기 물린 흔적이 있다. 모기에 물려 나타나는 증상은 세 단계로 구분하고, 그에 따라 바르는 약이나 먹는 약이 다르다.

1단계 간지럽지만 붓지는 않음⇒항히스타민제가 든 파스나 크림을 발라 완화시키고, 긁지 않게 한다.

2단계 부음⇒스테로이드 연고를 바른다.

3단계 긁어서 상처가 나고 2차 감염이 생김⇒항생제 연고와 스테로이드 연고를 쓰며 필요에 따라 먹는 약도 복용한다.

모기에 물렸을 때는 가려워도 꾹 참고 손대지 않으면 서서히 가라앉는다. 어른도 잘 아는 사실이지만 자신도 모르게 손이 가서 긁고 마는데, 아이는 오죽할까. 아이가 모기에 물렸다면 긁기 전에 재빨리 모기약을 발라주는 게 좋다. 모기나 벌레 물린 데 바르는 약은 제품마다 성분이나 함량이 조금씩 차이가 있지만, 대표적인 성분은 디펜히드라민, 멘톨과 캄파, 디부카인 세 가지다.

모기약의 주요 성분

디펜히드라민 항히스타민 성분으로, 붓고 가려운 증상 완화.

멘톨, 캄파 시원한 청량감을 주며, 30개월 이하 아기는 사용 불가.

디부카인 국소 마취 성분으로, 증상으로 인한 불편감을 줄이며, 30개월 이하 아기는 사용 불가.

위 성분이 든 약은 제형에 따라 다음과 같이 나눌 수 있다.

연고·크림 타입	짜서 바르는 제형으로, 어린이용이 이 형태로 많이 나온다.
롤온 타입	물린 부위에 굴려서 약액을 바르는 타입으로, 가장 흔히 사용하고, 편리하다.
패치 타입	부착해서 약 성분이 작용하고, 물린 부위를 긁지 않도록 물리적으로 막는 효과도 있다.

30개월 이하 아기는 디펜히드라민 성분의 아기 전용 제품을 쓰며, 물린 직후 아이가 긁기 전에 바르는 게 좋다. 종종 롤온 타입의 키즈용 제품과 비슷하게 생긴 근육통에 사용하는 물파스를 발라도 되는지 묻는 경우가 있는데, 이런 물파스에는 디펜히드라민 성분이 들어 있지 않은 경우가 많아 가려움에 도움이 안 된다. 또한 멘톨, 캄파 성분이 들어 있어 30개월 이하 아이들은 사용하지 않도록 주의하자.

긁어서 붓고 상처까지 생겼다면

모기 물린 데를 긁어서 부어올랐을 때는 약한 스테로이드 연고를 하루 한 번 발라주면 부기가 빨리 가라앉는다. 의사 처방 없이 약국에서 살 수 있는 일반의약품 스테로이드 연고가 있으니 스테로이드 함량이 낮은, 아이가 써도 되는 제품으로 구입하자.

또 너무 많이 긁어서 상처가 생겼을 때(3단계)는 항생제 연고를 바를 수 있고, 전신에 이런 상처가 있다면 소아청소년과에서 먹는 약을 처방받아 복용하면 빨리 낫는다. 또 상처가 표피를 넘어 진피와 피하조직까지 번지는 연조직염으로 악화되면 반드시 병원에 가야 한다.

일사병과 열사병

아이가 땡볕에서 신나게 놀더니 갑자기 축 처져서 머리가 아프다고 해요. 어떻게 해줘야 할까요?

빨리 체온을 내리고, 수분을 보충해줘야 합니다. 일사병은 그늘에서 물수건으로 피부를 닦고, 물이나 이온 음료를 먹이면 곧 기운을 되찾습니다. 이보다 훨씬 위험한 게 열사병인데, 아이가 차에 갇혀서 생기는 수가 많아요. 아이를 절대로 차에 혼자 두지 말고, 차에 혼자 있는 아이를 발견하면 바로 보호자에게 연락하거나 경찰에 신고해주세요.

무더운 여름날, 너무 열심히 놀다 지쳐 생기는 일사병

7~8월 폭염이 계속되면 빠지지 않고 나오는 뉴스가 일사병과 열사병 같은 온열 질환 사고다. 고온으로 인한 위험은 아이나 어른이나 다를 바 없지만, 아이는 성인보다 신체가 3~5배 빨리 뜨거워지므로 더욱 주의해야 한다. 일사병이 열로 인해 탈진하는 것이라면, 열사병은 사망으로도 이어질 수 있는 매우 위험한 사고다. 우리나라의 여름은 고온에 습도도 높아 온열 질환이 발생하기 쉽다. 특히 아이는 아주 더운 날씨가 아니라도 차 안에 혼자 갇혀 열사병에 걸리는 사례가 있으므로 절대로 아이

를 차 안에 혼자 둬서는 안 된다.

일사병이라고 하면, 옛날 햇볕 쨍쨍한 운동장에서 장시간 조회를 하던 중 쓰러지는 것을 떠올리는데, 이는 일사병이 아니다. 햇볕 아래서 오래 있다 보니 체열 발산을 위해 말초 혈관이 확장되고, 부동자세로 서 있어서 혈액이 아

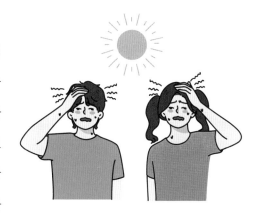

래로 고여 생긴 일시적인 뇌빈혈이다. 뇌빈혈로 인한 어지럼증은 서늘한 곳에 잠시 누워 있으면서 다리 근육을 마사지하면 곧 회복된다. 이에 비해 일사병은 고온의 환경에서 체온이 37~40℃로 오르고, 땀을 많이 흘려 탈진한 상태로, 열탈진이라고도 부른다. 맥박이 빨라지고, 탈수 증상이 나타난다. 어지럽고, 머리가 아프며, 구역질이나 구토도 날 수 있고, 힘이 빠져 축 늘어진다. 아이가 더운 날 실외에서 땀을 뻘뻘 흘리며 놀다가 갑자기 어지럽다며 주저앉는다면 일사병을 의심할 수 있다. 서늘한 곳에 아이를 눕힌 뒤, 물수건으로 피부를 닦으면 열이 발산돼 체온이 내려간다. 또 시원한 물이나 이온 음료를 먹여 수분과 전해질을 보충하면 곧 좋아진다.

일사병보다 위험한 열사병

일사병에 걸렸을 때 적절한 조치를 하지 않으면 체온이 40도를 넘으면서 열사병으로 악화된다. 열사병에 이르면 중추신경이 고장 나 정신을 잃거나 경련이 발생하고, 섬망 증상(일시적으로 의식의 혼동이 일어나 횡설수설하거나 평소와 다른 행동을 함)을 보이기도 한다. 또한 신체가 체온 조절 기능을 잃어 더운 날씨에도 불구하

고 땀이 나지 않고, 오히려 피부가 건조해진다. 성인은 사우나에 오래 있거나, 햇볕 아래에서 장시간 운동할 때 많이 발생한다. 아이는 이런 경우는 거의 없고, 차에 갇혀서 열사병에 걸리는 사례가 대부분이다. 이런 사고는 더운 여름이 아니라도 발생할 수 있으며, 아이가 차에 있는 걸 잊고 아이만 둔 채 문을 잠가 버리거나, 아이가 혼자 차에 탔다가 사고를 당하기도 한다.

일사병과 열사병을 예방하려면

일사병이나 열사병은 조금만 주의를 기울이면 충분히 예방할 수 있다. 여름에는 내 아이뿐만 아니라 다른 아이도 탈 없이 잘 노는지 한 번 더 살펴보자. 또 차 안에 혼자 있는 아이를 보면 반드시 보호자에게 연락하거나 경찰에 신고해 열사병으로부터 아이를 보호하자.

일사병과 열사병 예방 수칙

- 햇볕이 강한 날에는 장시간 외출을 피한다.
- 한여름 오전 11시부터 오후 사이에는 실외 활동을 피하고 되도록 그늘에 있는다.
- 아이는 어른보다 땀을 더 많이 흘리므로 물이나 이온 음료, 우유를 많이 마신다.
- 갑자기 땀을 많이 흘릴 때는 물수건으로 피부를 닦아 피부 온도를 낮춘다.
- 차 안에 아이가 혼자 있지 않도록 하고, 차 키는 아이 손이 닿지 않는 곳에 둔다.

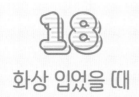

화상 입었을 때

뜨거운 물에 데어서 물집이 생겼어요. 어떻게 하는 게 가장
좋은가요?

먼저 흐르는 차가운 물로 화상 부위를 식혀주세요. 물기를 닦은 뒤 물집을
터뜨리지 말고, 상처를 충분히 덮을 수 있는 크기의 하이드로콜로이드밴드
(반투명 습윤밴드)를 붙입니다. 물집이 아주 크고 여러 개 있거나 피부가 깊
게 손상됐다면 상처를 식힌 뒤 바로 병원에서 치료하는 것이 좋아요.

화상 가장 많이 입는 시기

집은 아이에게 가장 안전하고 편안한 장소가 되어야 한다. 그러나 아이가 다치는
사고가 가장 자주 일어나는 곳도 바로 집이다. 집에 머무는 시간이 길어서 사고 날
확률이 높기도 하지만, 안전을 위협하는 요소가 생각보다 많기 때문이다. 아이에게
안전사고가 일어나 병원을 찾는 원인 중 가장 흔한 화상 역시 대부분 집에서 발생
한다.

아이가 화상을 가장 많이 입는 시기는 3세까지로, 특히 1~3세 아이가 많다. 아

이는 첫돌을 지나면서 활동 범위가 넓어지고, 호기심이 많아져서 활발하게 주위를 탐색하지만, 신체 조절 능력과 위험에 대한 판단력은 부족해서 화상 사고가 잦다. 특히 뜨거운 물에 데는 '열탕 화상'이 70~80%로 대부분을 차지하는데, 뜨거운 물이 나오는 정수기나 전기 주전자 사용이 증가하면서 열탕 화상이 증가하고 있다. 전기 주전자의 증기가 나오는 곳에 손을 대거나 전기 주전자 코드를 잡아당겨 화상을 입는 사례가 많다. 아이는 어른보다 피부가 얇아서 펄펄 끓는 물이 아니라도 화상을 쉽게 입는다. 55℃에서는 2초, 60℃에서는 순간적으로 2도 화상을 입을 수 있다.

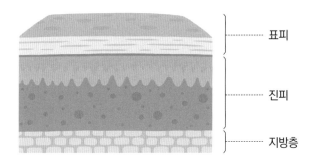

피부의 세 가지 층

어느 정도부터 흉터 생길까?

피부는 여러 겹으로 되어 있는데, 가장 바깥을 표피라 하고, 그 아래에 진피와 피하 지방층이 있다. 화상은 피부가 손상되는 깊이에 따라 아래와 같이 분류한다.

1도 화상

피부 표피에 화상을 입었을 때를 말하며, 햇볕에 피부가 타는 것이 1도 화상이다. 피부가 붉게 변하고 아프지만, 물집은 없다. 3~7일 사이에 표피가 벗겨지면서 흉터 없이 치유된다.

2도 화상

표피와 진피까지 손상된 때를 말하며, 대부분 물집이 생기고 삼출액(진물)이 많이 나온다. 진피층이 손상되더라도 손상 깊이가 얕으면(표재성 2도 화상) 2주 이내에 흉터 없이 치료된다. 진피층 손상이 심하면(심부 2도 화상) 자연치유가 될 수도 있지만 흉터가 남고, 2차 감염이 발생하면 3도 화상으로 전환될 수 있다.

3도 화상

표피와 진피층을 지나 피하 지방까지 손상된 때를 말하며, 신경이 손상돼 통증은 없으나 부종이 매우 심하다.

4도 화상

피부, 피하지방은 물론, 근육이나 뼈 손상이 동반되며, 화상 범위가 넓지 않아도 치명적일 수 있다.

심부 2도 화상부터는 흉터가 남기 때문에, 화상 당시의 치료도 중요하지만 이후 흉터 관리도 잘해야 한다. 화상 부위는 상처 치료가 마무리되면서 피부가 더 단단해지는 재구성 과정을 거친다. 이때 햇볕에 노출되거나 관리가 잘 안되면 피부가 더 두꺼워지는 이른바 떡살(비후성 반흔)이 생기거나 거뭇하게 착색된다. 화상 상처가 치유된 후 3~6개월은 떡살이 생기지 않도록 압박 옷이나 압박 스타킹을 사용하고, 자외선 차단제를 바르며, 충분히 보습해줘야 한다.

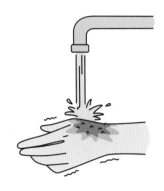

화상 입었을 때 응급조치

화상을 입었을 때는 상처를 빨리 식혀야 한다. 흐르는 차가운 물로 화상 부위의 열감을 가라앉히고, 화상 부위에 있는 옷이나 반지, 팔찌, 시계 등을 제거한다. 화상 부위가 뜨거운 상태에서 옷을 벗기면 벗기는 동안 상처가 더 넓어지고 피부까지 벗겨질 수 있다. 옷을 벗기기 힘들면 가위로 자르고, 장신구는 화상 부위가 붓기 전에 제거한다. 아직도 간혹 민간요법으로 된장이나 간장을 바르는데, 이는 금물이다. 화상 부위가 깊거나 클 때는 물집을 터뜨리지 말고 깨끗한 수건으로 감싸고 병원에 간다. 화상 범위가 작고, 깊이도 깊지 않다면 가정에서 처치하는데, '하이드로콜로이드'라고 하는 비교적 얇은 습윤밴드를 활용하면 좋다. 일반 거즈 밴드와 달리 상처를 밀폐하므로 이물질이 침범하지 않아 2차 감염을 막을 수 있다. 또 수분과 상처에서 나오는 삼출물이 적절히 유지돼 상처를 보호하고 치유를 앞당긴다. 화상 부위를 충분히 덮을 수 있는 큰 것을 사용하고, 초기에는 삼출물 양에 따라 1~2일 간격으로 교체하다가 회복 정도에 따라 2~7일에 한 번 교체한다. 너무 자주 교체하면 오히려 치유가 더딜 수 있으므로 주의한다.

19

상처가 깊은데 꿰매야 하나요?

아이가 칼에 손을 베였어요. 피가 꽤 많이 났는데, 병원에서
꿰매야 할까요?

상처가 12mm를 넘지 않고, 5분 안에 지혈되면 가정에서 습윤밴드로 잘 치
유할 수 있습니다. 지혈이 안 되고, 상처가 크거나 깊다면 병원에서 봉합해
야 안전하고, 빨리 낫습니다.

가정에서 상처를 치료할 때는

아이는 잘 넘어진다. 마음이 급해서 앞을 제대로 안 보고 내달아서 넘어지고, 아
직 균형 감각이 완전하지 않아 쉽게 넘어진다. 또 신체에 비해 머리가 커서 무게 중
심이 높으니 조금만 뒤뚱거려도 넘어지기 일쑤다. 아이가 넘어지면 가벼운 타박상이
나 살짝 피가 나는 찰과상부터 꿰매야 할 정도로 크고 싶은 상처, 혹은 뇌에 손상이
오는 뇌진탕까지 여러 가지 사고가 날 수 있다. 이렇게 사고가 났을 때, 가정에서 처
치할 것인지, 아니면 병원에 가야 하는지, 혹은 119를 불러야 할 응급 상황인지 정
확하게 판단하는 것이 중요하다.

가벼운 타박상이나 피부가 쓸린 찰과상, 혹은 상처가 크지 않고, 벌어지지 않았으며 5분 이내에 지혈되면 가정에서 처치할 수 있다. 먼저 타박상으로 부었을 때는 냉찜질로 부기를 가라앉히고 다른 증세가 없는지 지켜본다. 피가 나지 않는 가볍게 쓸린 찰과상은 생리식염수로 흙이나 먼지, 기타 오염 물질을 씻어준다. 생리식염수가 없으면 흐르는 수돗물로 씻고 아이가 상처를 자꾸 만지려고 하면 일반 밴드를 붙여준다. 깊지는 않지만, 피가 나는 정도의 상처라면 깨끗하게 닦고 습윤밴드를 붙인다. 이때 수돗물을 너무 세게 틀면 그 압력으로 상처가 더 벌어질 수 있으므로 주의하고, 오염이 심하면 비누로 씻는다. 비누로 닦으면 상처가 덧나지 않을까 걱정해서 잘 쓰지 않는데, 비누는 소독을 해주므로 오히려 도움이 된다. 생리식염수나 물, 비누 외에 알코올로 소독하는 것은 좋지 않다. 알코올은 조직에 손상을 줄 수 있기 때문이다.

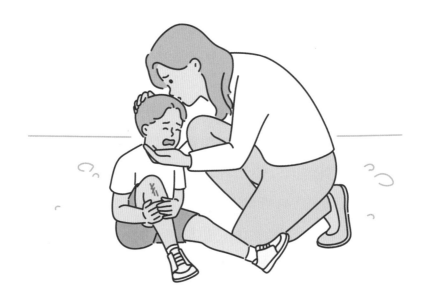

진물 많이 날 땐 도톰한 폼밴드,
진물 적을 땐 반투명한 하이드로콜로이드밴드

가정에서 상처를 치료할 때 핵심은 상처 부위를 깨끗하게 한 뒤 적합한 밴드를 붙이는 것이다. 옛날에는 이른바 '빨간약'을 바르고, 딱지가 생기면 다 나았다고 여겼지만, 이는 옳은 방법이 아니다. 상처를 치유하고, 피부를 재생하려면 세포들이 이동해야 하는데, 딱지가 앉으면 이런 작용이 원활하지 않아 회복이 늦어지고 흉터가 생기기 쉽다. 습윤밴드는 상처를 밀폐해 촉촉한 상태를 유지해주는 밴드로 상처를 보호하고 치유를 촉진한다. 종류가 다양하며, 상처에 따라 적절하게 골라 사용해야 한다.

습윤밴드는 소재에 따라 폴리우레탄으로 만들어 스펀지처럼 도톰하고 폭신폭신한 폼밴드 수분을 흡수하고 점성이 있는 성분으로 된 반투명의 하이드로콜로이드밴드 아크릴과 폴리우레탄으로 만들어 산소와 수증기는 통과시키고 세균의 침입은 막는 투명 필름밴드가 있다.

폼밴드는 상처에서 나오는 진물(삼출물)을 잘 흡수하고, 쿠션이 있어 상처를 효과적으로 보호한다. 따라서 진물이 많이 나는 상처에 사용하고, 건조한 상처나 이미 괴사가 시작된 상처에는 적합하지 않다. 폼밴드는 접착력이 없어서 위에 2차로 필름이나 반창고를 덧붙여 밴드를 고정시키며, 1~3일 정도 유지할 수 있다.

하이드로콜로이드밴드는 친수성 물질이 진물을 흡수해 젤로 변화시키므로, 진물이 비교적 적은 상처에 적당하다. 또 괴사 조직을 안전하게 분해하기 때문에 조직의 괴사가 시작된 상처나 피부가 벗겨진 상처에도 사용할 수 있으며, 화상으로 물집(수포)이 생겼을 때는 물집을 터뜨리지 않고 붙인다. 접착성이 있어 필름이나 반창고를

종류	폼밴드	하이드로콜로이드밴드
소재	· 폴리우레탄	· 젤라틴, 카르복시메틸셀룰로오스, 펙틴
모양	· 스펀지처럼 두껍고 불투명	· 얇고 반투명
특징	· 흡수성이 큼 · 자가 조직 융해 · 외부 마찰에 쿠션 효과	· 수분 흡수해 젤로 만듦 · 자가 조직 융해 · 산소, 물, 수증기 통과시키지 않음
사용처	· 진물이 많이 나는 상처 · 깊은 구멍이 있는 상처	· 진물이 비교적 적은 상처 · 1~2도 화상 · 괴사성 상처와 벗겨지는 상처
사용법	· 상처에 폼을 댄 후 2차로 필름이나 반창고로 고정 · 1~3일간 부착	· 접착성 있어 2차 고정 필요하지 않음 · 하얗게 변하면 교체하고, 최대 3일간 부착

덧붙일 필요가 없으며, 진물이 나와서 하얗게 되면 교체한다. 최대 3일까지 붙여놓을 수 있다. 투명 필름밴드는 방수가 필요하고 외부의 감염원으로부터 보호해야 하는 상처에 주로 사용한다. 다양한 사이즈로 상처 크기에 맞게 골라서 사용할 수 있어 편리하다. 필름밴드는 최대 3일까지 그대로 유지할 수 있다.

습윤밴드를 붙일 때 한 가지 주의할 점은 상처에 연고를 바르지 않는 것이다. 습윤밴드는 상처에서 나오는 진물을 머금는데, 여기에는 백혈구와 대식세포, 단백질 분해 효소, 세포 성장인자 등 유익한 성분이 많이 들어 있어 상처를 치유한다. 즉, 습윤밴드를 붙이면 이런 성분이 상처에 남아 연고와 같은 역할을 하므로 연고를 쓸 필요가 없다. 다만 상처가 이미 감염됐다면 항생제 연고가 꼭 필요하다. 가정에서 감염이 됐는지 안 됐는지 헷갈릴 때는 소아청소년과에 가서 확인하는 게 안전하다.

병원에서 꿰매야 하는 크고 깊은 상처

앞서 말한 습윤밴드는 상처가 비교적 작고 깊지 않을 때 효과적이다. 하지만 상처나 출혈이 심할 때는 반드시 병원에 가야 한다.

즉시 병원에 가야 하는 상처의 증상

- 5분 정도 지혈했는데도 출혈이 계속될 때.
- 상처 부위가 넓거나 벌어져 틈이 생기거나, 넓거나, 길이가 12mm 이상일 때.
- 상처 부위가 깊어 보일 때.
- 얼굴 상처가 6mm 이상일 때.

병원에서 상처를 봉합할 때는 국소 마취를 하고 진행하므로 크게 아프지는 않다. 다만 아이는 무서워서 몸을 움직일 수 있으므로 진정제를 투여해 재운 후 봉합하기도 한다. 봉합 후에는 매일 소독해야 하며, 항생제를 복용할 수도 있다. 실밥 제거 시기는 부위에 따라 다른데, 얼굴은 3~5일 후, 두피, 팔, 가슴, 복부 등은 7일 후, 다리와 등은 7~14일 후에 제거한다. 상처는 자외선에 민감하므로, 실밥 제거 후에는 자외선 차단제를 꼼꼼히 바르면 흉터 예방에 좋다.

머리를 부딪쳤을 때 확인해야 하는 것

아이가 넘어지거나 높은 곳에서 떨어졌을 때 또 하나 주의 깊게 살펴봐야 할 점은 머리 손상이다. 머리뼈에 금이 가거나 뇌에 출혈이 있으면 심각한 문제가 생길 수 있기 때문이다. 머리뼈 골절은 엑스레이로 확인할 수 있지만, 뇌출혈은 CT를 찍어야 하므로 동네 의원이 아니라 CT 촬영이 가능한 종합병원이나 대학병원에 가야 한다. 머리를 부딪친 후 아이가 움직임이 느려지거나 방향 감각을 잃은 것 같을 때 평소보다 잠을 많이 자면서 깨어나기 어려워할 때 움직이지 않고 자극에도 반응하지 않을 때 구토할 때 아무리 달래도 울음을 멈추지 않을 때 음식을 먹지 않을 때는 반드시 뇌 손상 여부를 확인해야 한다.

20

소아 골절

아이가 침대에서 떨어졌어요. 뼈에 이상은 없는지 확인해볼
방법이 있을까요?

통증이 아주 심해서 울음을 그치지 않거나, 크게 붓고 멍이 심하게 들거나
다친 부위가 변형되면 엑스레이로 골절 여부를 확인해야 합니다. 팔이나 다
리가 골절됐다면 성장판이 손상됐는지도 반드시 확인하세요.

아이가 침대에서 떨어졌을 때

걷고 뛰기 시작한 아이는 부모가 눈길을 떼지 않고 있어도 순식간에 사고가 나서
뼈가 부러지기도 한다. 골절이 자주 일어나는 부위는 쇄골과 어깨, 팔, 손목, 다리 등
이다. 또 아기가 혼자 몸을 뒤집고, 기기 시작하면 침대에서 떨어지는 사고도 잦다.
침대에서 떨어지면 머리를 다친 것은 아닌지 제일 걱정하는데, 머리뿐만 아니라 쇄골
이나 팔, 다리가 골절되지 않았는지도 반드시 확인해야 한다. 사고 후   다친 부위에
통증이 아주 심하고   부종이 있거나, 급격하게 멍이 들거나, 발갛게 부어오르거나
다친 부위의 모양이 변형될 때는 골절을 의심할 수 있으므로 바로 병원에 가보자.

팔뼈나 다리뼈가 골절됐을 때 반드시 확인하자

아이의 뼈는 어른보다 유연해서 외부 충격이 가해져도 어른만큼 잘 부러지지 않는다. 또 부러지더라도 빨리 치료되고, 골절로 인한 변형도 훨씬 적다. 뼈 바깥쪽에는 골막이 있어서 뼈를 보호하는데, 골막에는 혈관이 분포하고, 이를 통해 뼈에 혈액이 공급된다. 골막은 어릴 때는 두껍다가 성장하면서 점차 얇아지므로 같은 부위의 골절이라도 나이에 따라 회복 기간이 크게 차이 난다. 3세 아이가 3주 만에 치료되는 골절이 10대 청소년은 6주 걸릴 수도 있다.

아이의 팔이나 다리가 부러졌을 때는 성장판 손상 여부가 매우 중요하다. 팔뼈나 다리뼈의 양쪽 끝, 즉 관절에 가까운 부위에는 성장판이 있어서 뼈가 길어진다. 성장판은 부드러운 연골 조직이라 단단한 뼈보다 외부 충격에 약하기 때문에 쉽게 손상된다. 성장판 손상은 소아 골절의 약 15%에서 나타나며, 특히 청소년기에 흔하다.

성장판이 손상되면 성장 장애가 나타날 수 있으므로 신경 써서 살펴보자. 또 한창 성장 중인 뼈는 어른보다 유연해서 부러지기 전에 휘어지는 경향이 있다. 그래서 처음 찍은 엑스레이에서 골절이 보이지 않아도, 일정 시간 경과 후 엑스레이를 다시 찍어 골절 여부를 확인하기도 한다.

골절의 치료법은 골절의 유형이나 중증도 등에 따라 결정된다. 골절 치료의

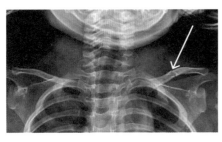

골절 엑스레이

침대에서 낙상한 1세 아기의 왼쪽 쇄골의 골절 모습. 침대에서 떨어지면 머리 외상을 가장 걱정하지만 팔과 다리의 진찰도 필수다. 아기는 왼쪽 팔을 움직이기 힘들어했고, 왼쪽 쇄골 촉진 시에 아파했다. 쇄골 골절은 8자형 붕대를 감고 4~6주간 유지하는 방법으로 치료한다.

기본은 뼈가 치유될 시간을 주기 위해 부상 부위의 움직임을 제한하는 것이다. 부목을 대고 붕대로 고정하거나 깁스를 한다. 깁스는 부상의 종류와 위치에 따라 짧게는 3주, 길게는 3개월까지 할 수도 있다. 나이가 어릴수록 골절이 치유되는 속도가 빠르고, 정확한 위치로 뼈가 붙지 않은 상태에서 치유될 수 있다. 초기에 골절을 제대로 진단하지 못해 치료

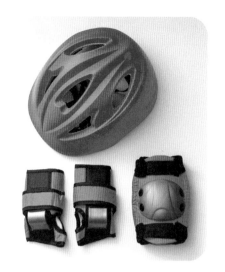

시기를 놓치면 이미 골 유합이 진행돼 치료가 더욱 어려워질 수 있으므로, 초기에 정확하게 치료하는 것이 매우 중요하다. 또 아이가 부목이나 깁스를 했을 때는 고정 부위에 물이 들어가지 않게 주의하자. 고정 부위가 젖으면 부목이나 깁스가 손상되고, 그 아래 피부에 자극을 줄 수 있기 때문이다.

골절을 예방하기 위해서는 자전거나 스케이트를 탈 때 헬멧과 손목 보호대, 무릎 보호대를 반드시 씌워주자. 또 칼슘과 비타민D를 충분히 섭취하고, 줄넘기나 달리기 등 체중이 실리는 운동을 규칙적으로 하면 뼈가 단단해져 골절을 줄일 수 있다.

21
아이가 이물질을 삼켰을 때

아이가 단추를 삼켰어요. 엑스레이에도 안 보이는데, 괜찮을까요?

플라스틱류는 엑스레이에 안 나타나지만, 며칠 지나면 별 탈 없이 변에 섞여 나와요. 단, 단추형 건전지나, 자석을 2개 이상 삼켰거나 500원짜리 동전을 삼켰다면 바로 응급실에 가서 확인하고 꺼내야 합니다. 단추형 건전지는 코에 들어가도 굉장히 위험하므로 이 역시 응급실에 가야 해요.

아이도 위내시경을?

아이를 키우다 보면 가슴을 쓸어내릴 만한 일이 한둘이 아닌데, 그중 하나가 이물질을 삼키거나 코로 넣는 것이다. 아이는 호기심이 넘쳐서 새로운 게 있으면 오감을 동원해 탐색한다. 눈으로 보고, 만져도 보고, 냄새 맡고 하는 데서 그치면 좋으련만, 맛도 보고 그러다 삼키기도 한다. 굳이 콧구멍으로 밀어 넣기까지 한다. 그래도 말을 하는 아이는 무엇을 먹거나 코에 넣었는지, 이상 증상은 없는지 물어볼 수 있지만, 말을 못 하는 아이는 정말 난감하다. 그래서 증상을 보고 이물질을 삼키거나 코에 넣었는지 짐작할 수밖에 없다.

아이가 이물질을 삼켜서 병원에 올 때, 부모님의 얼굴엔 수심이 한가득한데, 사실 걱정할 일이 그렇게 많지는 않다. 보통 아이 주변에 위험한 물건을 두지 않을뿐더러 아이가 삼킬 정도면 그리 크지 않기 때문이다. 엑스레이를 찍으면 대부분 보이고, 플라스틱은 잘 보이지 않지만 이런 것도 며칠 기다리면 대변으로 나온다. 밥은 빠르면 하루, 좀 오래 걸려도 3일이면 소화돼서 대변으로 나오는데, 작은 물건은 이보다 더 오래 걸릴 수 있다.

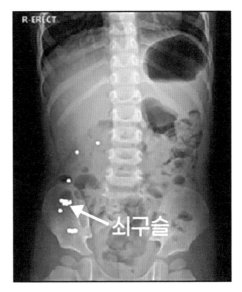

쇠구슬을 삼킨 엑스레이 사진

아이가 플라스틱 공깃돌 속의 쇠구슬을 삼켜서 병원에 온 사례가 있었다. 아이가 공깃돌을 갖고 놀다가 엄마에게 보여줬는데, 공깃돌 안에 쇠구슬이 하나도 없어서 물어봤더니 삼켰다고 해서 부리나케 병원으로 온 것이었다. 엑스레이로 확인하니 위에서 하얀 쇠구슬이 십여 개 보였다. 대변으로 잘 나올 테니 며칠 지켜보시라 안심시켰는데, 사흘 뒤에 몇 개가 나왔다고 했다. 하지만 이날도 엑스레이에 남은 쇠구슬이 여러 개 보였고, 최종적으로 9일 뒤에 하나도 없는 것을 확인했다. 이처럼 시일이 좀 걸리기는 하지만 대부분 저절로, 안전하게 나온다.

이물질은 아니지만 밥을 먹다가 생선 뼈나 새우와 게 같은 갑각류의 껍데기도 목에 잘 걸린다. 이때 집에서 할 수 있는 가장 좋은 방법은 따뜻한 물을 마셔서 작은 뼈나 껍데기가 자연스럽게 내려가도록 하는 것이다. 밥을 크게 한 숟가락 삼키거나,

손으로 억지로 빼내거나, 구역질을 하면 더 깊이 박혀서 빼기 힘들어질 수 있으므로 절대로 그렇게 해서는 안 된다. 물을 마셔도 내려가지 않을 때는 소아청소년과 병원에 방문한다. 후두 내시경이나 식도 내시경으로 위치를 확인하고 어렵지 않게 제거할 수 있다.

이물질, 크기별 대처법

아이가 삼킨 것이 다음과 같다면 매우 위험한 상황이다. 크기가 직경 2.5cm 이상인 물체 단추형 건전지 2개 이상의 자석 길이가 6cm 넘는 것 핀, 바늘처럼 날카롭고 뾰족한 것 등의 다섯 가지다. 가능한 한 빨리 병원 또는 응급실에 방문해 내시경으로 꺼내야 한다.

직경 2.5cm가 넘는 대표적인 것은 500원짜리 동전이다. 이보다 작은 50원 동전은 식도와 위를 지나 대장까지 잘 내려가므로 그냥 둬도 되고, 100원 동전은 애매하다. 식도를 통과해 위로 가지만, 위에서 십이지장으로는 내려갈 수도, 못 내려갈 수도 있어서 엑스레이로 확인한다. 500원 동전은 식도에 걸려 위까지 내려가지 못할 가능성이 크고 설사 내려가더라도 십이지장으로는 넘어가지 못한다.

동전이 식도에 걸리면 구토를 하고 밥을 먹지 않아 장염으로 오인하기도 한다. 말 못 하는 아기가 갑자기 먹기를 거부하거나, 기침하면서 목을 아파하거나, 침을 많이 흘리면서 피도 섞여 나오면 이물질을 삼키지는 않았는지 반드시 확인해야 한다.

목숨까지 잃게 하는 가장 위험한 단추형 건전지

단추형 건전지와 자석은 크기가 작아도 매우 위험하다. 단추형 건전지를 삼키면 체 내에서 습기와 산에 의해 표면이 부식돼 강 알칼리성 물질이 방출되고, 전기 화상을 입 는다. 그 결과 후두나 식도, 위, 장에 구멍이 뚫리기도 한다. 해외에서는 아기가 단추형

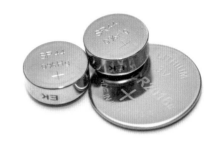

단추형 건전지

건전지를 삼켜 사망한 사례도 있다. 국내에서도 말을 하지 못하는 아기가 갑자기 열 이 심해 병원에 갔으나 원인을 찾지 못하던 중, 단추형 건전지가 없어진 것을 부모가 발견하고는 위에서 제거한 사례가 보고된 적이 있다.

자석은 한 개를 삼켰을 때는 대변으로 나오므로 잘 관찰하면 되지만, 2개 이상 삼켰다면 바로 제거해야 한다. 꼬불꼬불한 장 안에서 장벽을 사이에 두고 자석 2개 가 붙으면 가운데 낀 장벽이 괴사할 수 있고, 자석이 붙어서 장을 막아버리기도 한 다. 단추형 건전지나 자석은 가능한 한 빨리 엑스레이로 위치를 확인하고, 내시경으 로 제거한다.

이물질을 코에 넣었을 때

아이는 종종 코에도 이물질을 넣는다. 코에 넣는 것을 보거나 아이가 넣었다고 말 을 하면 다행이지만, 말 못 하는 아기는 코에 무얼 넣었는지조차 알기 어렵다. 갑자 기 한쪽 코가 막히거나 한쪽 코에서만 누런 콧물이 나면서 냄새가 날 때는 이물질

이 든 것은 아닌지 확인해보자. 이물질이 들어가 오래되면 콧물에 피가 섞여 나오거나 코피가 날 수도 있다.

코에 이물질을 넣는 것을 보거나, 아이가 이물질을 넣었다고 말했을 때는 무엇을 넣었는지 확인한 뒤, 다른 쪽 코를 막고 코를 세게 풀어 나오게 한다. 이렇게 해서 나오면 다행이지만, 나오지 않더라도 면봉이나 핀셋 같은 도구를 써서 억지로 빼서는 안 된다. 잘못해서 안쪽으로 밀어 넣는 경우가 많고, 아이가 몸을 심하게 움직이는 바람에 코점막에 상처가 생길 수도 있다. 이물질은 병원에서 위치를 확인하고, 적절한 도구를 써서 빼는 것이 가장 안전하다. 코로 들어간 이물질은 콧구멍 안쪽의 빈 공간인 비강에서 대부분 발견된다. 비강의 한쪽 벽에는 비갑개라고 하는 콧살이 늘어져 있어서 이물질이 아래로 내려가는 것을 방해하기 때문이다.

콧속에 이물질이 의심될 때는 엑스레이로 확인하며, 아주 작은 것은 CT 촬영이 필요할 수도 있다. 아이 코에서 발견되는 이물질 중 가장 많은 것은 콩이나 옥수수 같은 곡물로 콧속에서 불어서 물렁물렁해지기도 한다. 한동안 비비탄 같은 플라스틱 총알도 많았다. 가장 위험한 것은 역시 단추형 건전지다. 비강 안에서 전지가 녹아 염증이 생기고 부으며 심하면 조직이 썩고, 비강 한가운데 있는 얇은 판 모양의 연골인 비중격에 구멍이 뚫릴 수도 있다. 단추형 건전지는 삼켰을 때와 마찬가지로 가능한 한 빨리 제거해야 한다.

22
아이와 차를 탈 때

여행 갈 때마다 아이가 멀미해서 너무 힘들어요.
멀미를 안 하게 할 수는 없을까요?

멀미를 안 하려면 차에서 자는 게 가장 좋아요. 아니면 옆 창이 아니라 먼 앞을 보게 하고, 차 타기 한두 시간 전에 가볍게 간식을 먹이세요. 환기도 자주 하고요. 멀미가 아주 심하면 차 타기 30분 전에 멀미약을 먹는 것도 좋습니다. 3세 미만 아기라면 약국에서 판매하는 멀미약은 먹일 수 없고, 병원에서 멀미약을 처방받을 수 있어요.

뇌에서 생기는 혼란, 멀미

갓난아기 때는 차를 타도 생글생글 잘 놀고 잠도 잘 자다가 어느 순간부터 차 타고 5분만 지나면 언제 도착하느냐 묻고, 힘들다며 칭얼대는 경우가 있다. 멀미가 시작된 것이다. 멀미는 2세 이전에는 잘 생기지 않는다. 2~12세 사이에 멀미를 많이 하는데, 이 시기에 평형감각이 가장 발달하기 때문이다. 아이가 멀미하기 시작하면 외출하는 게 고역이고, 잠깐 차 타고 병원에 가는 데도 멀미를 해서 아이가 축 처지기도 한다. 멀미에 잘 대처하려면 먼저 멀미가 왜 생기는지 이해할 필요가 있다.

115

멀미가 나면 어지럽고 머리부터 아프기 때문에 뇌의 문제로 생각하기 쉽지만, 원인 부위는 귀다. 귀의 중요한 기능은 소리를 듣는 것이지만, 이 못지않게 중요한 것이 바로 신체의 균형을 잡는 기능이다. 귀의 고막 안쪽에는 중이가 있고, 중이 안쪽에는 내이가 있는데, 내이에는 전정기관이 있어서 신체의 균형을 잡는다. 귀와 함께 눈과 발도 중요하며, 이 세 감각기관을 통해 들어온 정보를 뇌에서 통합해서 몸이 균형을 잡는다. 눈을 통해서는 시각 정보가 들어오고, 귓속 전정기관을 통해서는 전정감각을 느끼며, 발바닥의 말초신경을 통해 체성감각이 전해진다. 멀미는 이 세 감각이 보내는 신호가 어긋날 때 발생한다.

걸어갈 때를 예로 들어보자. 눈으로는 사물이 앞에서 뒤로 지나는 것을 보고, 귀의 전정기관 속 림프액이 일렁일렁하며, 발이 바닥에 붙었다 떨어졌다 하는 것, 이 세 감각 신호를 통해 뇌는 앞으로 걸어가고 있다고 판단한다. 눈을 감고 걷더라도 귀의 전정감각과 발의 체성감각을 통해 넘어지지 않고 걸을 수 있다.

이제 차에 탔을 때를 상상해보자. 창밖으로 보이는 풍경이 아주 빨리 바뀌어 시

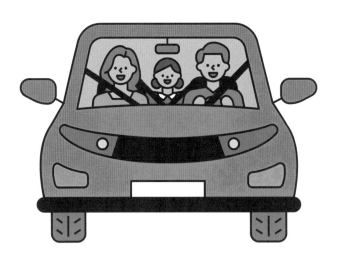

각은 빠른 속도로 움직이고 있다는 신호를 보낸다. 귀의 전정기관은 머리의 움직임을 감지하는데, 가만히 앉아 있으므로 거의 움직이지 않는다는 신호를 보낸다. 발 역시, 약간의 진동은

있지만, 움직이지 않는다고 뇌에 전달한다. 이렇게 눈과 귀, 발로부터 서로 다른 정보를 받은 뇌는 혼란이 일어날 수밖에 없는데, 이것이 바로 멀미다. 멀미는 차를 탈 때뿐만 아니라 기차나 배를 타도 생길 수 있다. 멀미가 나면 머리가 아프고, 어지러우며, 속이 메스껍거나 심하면 구토도 한다.

멀미를 줄이는 방법

멀미를 전혀 안 하게 할 수는 없지만 줄일 수는 있다. 아래 몇 가지 방법만 지켜도 여행길의 괴로움이 크게 준다. 이 방법은 아이뿐만 아니라 어른에게도 효과가 있다.

① 잠을 잔다. 잠자면 감각기관이 휴식을 취하므로 멀미를 하지 않는다. 자지 않더라도 눈을 감고 있거나 안대를 하는 것도 좋다.

② 출발하기 한두 시간 전에 간식을 가볍게 먹는다. 공복이거나 과식을 하면 멀미가 더 심해진다.

③ 스마트폰이나 태블릿, 책을 보지 않는다. 멀미를 잊으려 시도하지만, 오히려 멀미가 심해진다.

④ 옆의 창을 보지 않고 앞을 향해 먼 곳을 보며, 기차는 순방향 좌석, 배는 진동이 적은 무게 중심 가까운 곳에 앉는다.

⑤ 수시로 환기하고, 차에서 냄새가 안 나게 관리한다.

⑥ 몸을 조이지 않는 편안한 옷을 입는다.

멀미가 심하다면 미리 멀미약 먹을 수도

아이가 차를 탈 때마다 멀미를 한다면 멀미약을 복용해도 좋다. 멀미약은 약국에서 살 수 있는데, 먹는 약 붙이는 패치 씹는 약(껌) 등 세 가지 형태가 있다. 이중 붙이는 약은 7세 이하는 사용해서는 안 되고, 8~16세는 의사 처방이 필요한데, 중추신경계에 부작용을 일으킬 수 있어 성인 이외에는 잘 쓰지 않는다. 먹는 약은 감기나 가려움증에 많이 쓰는 항히스타민제 성분이 주를 이루며, 차에 타기 30분~1시간 전에 복용해야 하고, 멀미가 시작된 다음에 먹어서는 효과가 없다. 또 3세 미만 아기에게 먹여서는 안 된다. 붙이는 패치도 30분 전에 붙여야 효과가 나타단다. 씹는 약은 멀미로 인한 불쾌감이 시작될 때 씹는 것이 좋으며, 10~15분 정도 씹다가 일반 껌처럼 버린다.

약국에서 사는 멀미약은 3세 미만은 복용하면 안 되지만, 의사 처방이 필요한 약(전문의약품) 중에는 3세 미만이 복용할 수 있는 약도 있다. 아기가 멀미가 심하다면 소아청소년과에 가서 미리 처방받아 도움을 받는 것도 좋다. 처방받은 약 역시 적어도 출발 30분 전에는 복용해야 효과가 있다.

비행기 탔을 때 우는 것은 멀미가 아니다

비행기가 이륙하거나 착륙할 때 아기가 갑자기 울음을 터뜨리는 일이 잦다. 이는 멀미와는 다른 것으로, 귀가 아파서 우는 것이다. 비행기가 이륙하거나 착륙할 때는 기내 압력이 급격하게 변하는데, 이것이 아기에게 귀통증을 유발한다.

귀의 고막 안쪽에는 중이라고 하는 공기로 가득 찬 공간이 있는데, 중이는 유스타키오관이라고 하는 짧고 가는 관을 통해 목구멍 위쪽과 연결돼 있다. 유스타키오관은 평소에는 막혀 있다가 하품하거나 음식을 삼킬 때 열렸다 닫히며, 이를 통해 바깥 공기의 압력(대기압)과 중이 안의 압력을 같게 유지한다. 그런데 비행기가 이착륙할 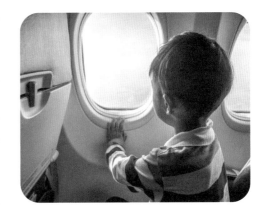 때면 기압이 급격하게 변해 중이와 기압 차가 생기고, 이로 인해 귀가 먹먹하고 아플 수 있다. 이때 어른은 침을 삼키거나 코를 막고 숨을 세게 쉬면(발살바법) 이관이 열리면서 중이 안과 밖의 압력이 같아져 불편한 증상이 사라진다. 하지만 아기는 이런 기능이 원활하지 못해 귀가 아프고, 그래서 울음을 터뜨리는 것이다.

이를 예방하려면 비행기 이착륙 시 아이에게 껌을 씹히거나 사탕을 먹인다. 젖먹이 아기라면 수유를 하면 좋다. 또 잠잘 때는 이관이 열렸다 닫히는 기능이 더 떨어지므로, 잠자지 않고 깨어 있는 것이 좋다.

영아돌연사, 막을 수 있어요

영아돌연사 뉴스를 볼 때마다 가슴이 철렁해요.
어떻게 하면 막을 수 있을까요?

영아돌연사증후군은 아직 원인이 정확하게 밝혀지지 않아, 확실한 예방법도 없습니다. 하지만 줄일 방법은 있어요. 1세 이전의 아기는 천장을 보도록 똑바로 눕혀 재우고, 부모와 같은 방에 자되 다른 침대에서 재웁니다. 자다가 아기 머리를 덮을 수 있는 건 아무것도 두지 말고, 살짝 단단한 매트리스가 낫습니다. 그리고 임산부나 주변 사람은 반드시 금연해야 합니다.

생후 2~4개월에 가장 조심해야 할 영아돌연사증후군

지금까지 소아청소년기에 주의해야 할 질병과 사고에 대해 살펴보았다. 이제는 가장 가슴 아픈 주제에 대해 이야기하려 한다. 바로 영아돌연사증후군이다. 영아돌연사는 12개월 미만의 영아가 갑자기 알 수 없는 어떤 원인으로 인해 사망하는 것을 말하며, 2~4개월에 가장 많다. 아이가 건강하게 성장하도록 최선을 다하는 소아청소년과 의사로서, 세상 구경도 제대로 못 한 아기의 죽음에 대해 아무런 설명도 할 수 없다는 점에 자괴감마저 든다. 하지만 많은 의사들이 연구에 연구를 거듭해 영아돌연사증후군을 줄일 수 있는 방법을 찾아냈다. 덕분에 돌연사하는 영아가 점차 줄고 있다. 2012년 우리나라의 영아돌연사증후군 사망자는 175명이었으나 10년 만인 2022년에는 절반 가까이 줄어 91명이었다. 여전히 영아 사망 원인 중 세 번째로 높지만, 부모와 의사, 그리고 사회 전체가 관심을 기울일수록 영아돌연사증후군을 더 줄일 수 있을 것이다.

영아돌연사 예방을 위해 이것만은 꼭 지키자

영아돌연사증후군은 거의 잠자다 발생한다. 아기를 재웠는데, 아침에 일어나보니 숨도 쉬지 않고 움직이지도 않거나, 혹은 낮잠을 재웠는데 아이가 깨어나지 않는 것이다. 아이가 낮잠 자는 사이 5분 정도 화장실에 다녀왔는데, 사망한 사례를 경험한 적도 있다. 이처럼 자다가 갑자기 발견하는 경우가 많아서 호흡과 수면의 문제, 또 뇌 각성 부분에 문제가 있지 않을까 추정하지만 확실하지 않다. 원인을 밝히지 못했다고 해서 막을 방법이 없는 것은 아니다. 국내외 영아돌연사증후군 사례를 다각도로 연구해서, 예방법을 찾아냈다. 이 방법으로 100% 예방할 수 있는 것은 아니지만, 현재까지는 최선의 방법이다.

① 똑바로 눕혀 재운다.

미국 소아과학회가 영아를 바로 눕혀 재우기 캠페인을 시작한 지 7년 만(1992년→1999년)에 영아돌연사 발생률이 44% 감소했다. 아기를 똑바로 눕히는 것이 영아돌연사증후군 발생 위험을 낮추는 가장 확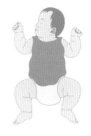

실한 방법이다. 포대기로 감싸 놓을 때도 반드시 바닥에 등이 닿도록 눕히고, 아기가 뒤집기를 시작하면 포대기 사용을 중단한다.

② **어른과 같은 공간에 자되, 한 침대에 재우지 않는다.**

적어도 1세까지는 부모와 같은 공간에 재우되, 별도의 침대에 재운다. 한 침대에서 자면 아기가 어른에 눌리거나, 어른에게 밀려 어른과 벽 사이에 낄 수도 있다.

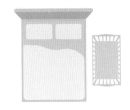

③ **아기 머리에 아무것도 덮이지 않도록 한다.**

두꺼운 이불은 아이가 움직이면서 이불이 점점 위로 올라와 머리를 덮을 수 있으므로 피해야 하며, 수면 조끼 같은 옷을 입히는 게 낫다. 또 머리맡에 큰 곰 인형이나 쿠션 같은 것을 두면 이것이 넘어지면서 머리를 덮을 수 있으므로 머리 주위에는 아무것도 두지 않는다.

④ **평평한 곳에 재운다.**

여러 연구에서 흔들 요람이나 각도가 있는 요람보다 평평한 곳이 안전한 것으로 확인됐다. 또 푹신한 매트리스보다는 살짝 단단한 것이 낫다.

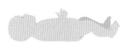

⑤ **임산부는 금연하고, 임신부나 아기의 간접흡연도 막는다.**

부모의 직접 흡연과 간접흡연 모두 해로운데, 특히 임신이나 수유 동안 엄마의 흡연이 해롭다. 임신 중 흡연하면 태아에게 산소와 영양을 공급하는 혈관이 수축해 태아 성장에 영향을 미친다. 임신부의 간접흡연 역시 저체중아 분만율을 높여 영아돌연사증후군 위험이 커진다.

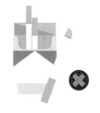

⑥ **방 온도가 높은 것은 좋지 않다.**

실내 온도는 신생아일 때는 22~24℃가 적당하고, 이후에는 1~2℃ 낮춰도 좋다. 아기를 따뜻하게 하는 것은 좋지만 너무 더우면 수면과 호흡의 신경 조절을 불규칙하게 해 영아돌연사증후군 위험이 높아진다.

⑦ **공갈 젖꼭지를 물린다.**

잠잘 때 공갈 젖꼭지를 물면 호흡 유지와 기도 확보에 도움이 된다. 잠든 후 공갈 젖꼭지가 떨어지면 다시 물릴 필요는 없다.

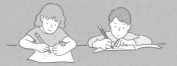

우리 아이 좌뇌·우뇌 유형 찾기

뇌는 모든 신체 활동을 관장하는 컨트롤타워다. 그중에서도 감각을 종합해 느끼고 생각하고 말하며 판단하는 고도의 기능이 이루어지는 곳은 대뇌 표면에 복잡하게 주름이 잡힌 대뇌피질이다. 대뇌피질은 왼쪽과 오른쪽, 즉 좌뇌와 우뇌로 나뉘어 있으며 이 둘은 뇌량이라고 하는 신경섬유로 된 다리를 통해 정보를 주고받는다.

좌뇌와 우뇌는 잘하는 일이 서로 다르다. 좌뇌는 분석적, 논리적이고, 언어 표현이 뛰어난 반면, 우뇌는 직관적, 감성적이며, 비언어적 표현을 잘한다. 좌뇌는 몸의 오른쪽을 관장하고, 우뇌는 왼쪽을 관장한다. 교육계에서는 이 개념을 발전시켜 좌뇌형 인간과 우뇌형 인간을 구분하고, 이에 적합한 다양한 교육 방법을 적용하기도 한다. 하지만 논리적 사고가 필요할 때, 오직 좌뇌만 쓰는 것이 아니며, 우뇌도 같이 쓴다. 또한 감성적 활동을 할 때도 우뇌는 좌뇌와 협업한다. 그 때문에 양쪽 두뇌를 고르게 발달시키고, 양쪽을 연결하는 뇌량을 활성화하는 것이 더 중요하다는 주장도 있다.

우리는 감성보다 논리정연한 사람이 있고, 반대로 논리보다 감성이 풍부한 사람이 있다는 것을 경험적으로 안다. 그리고 이런 경향은 어릴 때부터 드러난다. 우리 자녀가 성장하면서 어느 한쪽으로 치우치지 않고 양쪽 뇌가 고르게 발달하는 데 도움이 될 수 있도록 간단한 테스트를 통해 좌뇌·우뇌 유형을 확인해보자.

이 테스트는 뇌과학자 로저 스페리의 연구 중 두뇌 기능 분화 이론에 따라 좌·우뇌의 기능을 개념화하여 구성 개념을 만들고, 구성 개념과 관련 있다고 생각되는 행동을 바탕으로 문항을 작성하여 만든 것이다.

좌뇌의 기능

우뇌의 기능

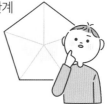

- 언어적 사고,
  이름 기억을 잘함
- 언어적 자료 선호
- 분석적, 논리적
- 감정 억제, 사실적, 현실적
- 세부적 관찰 및 언어 구사 능력 우수
- 질서, 경험 우선, 체계적 문제 해결

- 예술적 감각, 이름보다 얼굴 기억
- 말보다 신체 사용 선호
- 창의성, 상상력 우수
- 감정 발산, 은유, 비유, 암시적 언어 표현
- 전체적 파악 유리, 패턴 인식
- 새로운 것, 대인관계
  및 소통 중시

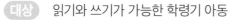

대상 읽기와 쓰기가 가능한 학령기 아동

방법 아이가 직접 총 15개의 문항을 읽고 답변에 체크한다. 아이가 질문 읽기나 문항 이해에 어려움이 있다면 보호자가 아이와 이야기하며 응답을 돕는다. 좌뇌형 답변과 우뇌형 답변의 개수를 비교하여 답변이 많은 쪽이 아이의 유형이다. 결과 설명을 잘 읽고 확인한다.

질문	좌뇌형	우뇌형
1 나는 이것을 더 잘 기억해요.	이름	얼굴
2 나는 이 활동이 더 좋아요.	책 읽기	그림 그리기
3 나는 친구에게 좋아하는 것을 이야기할 때	색깔, 맛, 모양 같은 것을 이야기해요.	몸짓이나 손짓을 사용해요
4 나는 공부를 할 때	깔끔하게 정리된 곳에서 하는 게 좋아요.	사람들과 함께 하는 게 좋아요.
5 물건을 잃어버렸을 때	어디서 잃어버렸는지 생각해보고, 도움받을 수 있는 곳을 찾아가요.	내가 갔던 곳 중 떠오르는 곳부터 가봐요.
6 친구와 놀 때	친한 친구들이랑 노는 것이 좋아요.	새로운 친구들을 만나는 것이 재미있어요.
7 블록 놀이할 때	선생님이나 그림을 보고 따라 만드는 것이 좋아요.	만들고 싶은 것을 자유롭게 만드는 것이 좋아요.
8 재미있게 본 만화 또는 영상을 다른 사람에게 알려줄 때	가장 재미있었던 장면을 알려줘요.	줄거리를 술술 설명할 수 있어요.

9	그림을 그릴 때	보고 따라 그리는 것이 더 좋아요.	보지 않아도 그릴 수 있고, 자유롭게 그리는 것이 좋아요.
10	학교 또는 유치원에서 생활할 때	규칙을 지키고 따르는 것이 좋아요.	친구들과 이야기하고 노는 것이 즐거워요.
11	속상한 일을 이야기하는 친구가, 내 이름을 잘못 불렀을 때	이야기하려고 나를 불렀을 때, 내 이름을 틀리게 부른 것이 생각나요.	친구가 경험한 일 때문에 얼마나 슬플까 생각하며 이야기를 들어줘요.
12	친구와 다투었을 때	혼자서 마음을 달래고 어떻게 할지 생각해요.	다른 친구나 가족 또는 선생님과 상의해요.
13	내가 좋아하는 책 또는 만화의 내용은?	동물들의 생김새와 이름을 알 수 있는 내용	모험을 떠나는 내용
14	길을 찾기 어려울 때	가봤던 길로 다시 돌아가요.	새로운 길을 찾아가요.
15	이런 친구가 되고 싶어요.	친구들의 문제를 해결해주는 반장 같은 친구	재미있고 마음을 잘 알아주는 친구
합계			

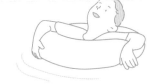

127

좌뇌가 발달한 타입

좌뇌는 말이나 계산 같은 기능을 담당해요. 우리가 살아가는 데 기본적으로 필요한 능력을 발달시키는 거예요. 그래서 좌뇌가 더욱 발달한 경우, 언어와 수, 논리적인 사고력이 뛰어난 아이들이 많아요. 또 안전하고 질서 있는 것을 선호하기도 해서 시간표 또는 계획표를 잘 지키고 정리도 잘하는 특징이 있어요.

성실하고 똑똑한 아이로 보일 수 있지만, 좌뇌만 지나치게 발달하면 대인관계나 자기표현 능력이 떨어질 수 있어요.

가벼운 규칙을 만들어 아이의 감성을 키워주는 활동을 꾸준히 하되, 구체적인 칭찬으로 아이가 스스로 도전할 수 있도록 도와주세요.

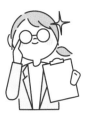

우뇌가 발달한 타입

우뇌는 '이미지 뇌'라고도 해요. 우뇌는 보이는 것, 즉 시각적이고 공간적인 정보를 좋아해요. 그래서 우뇌가 더욱 발달한 경우, 창의력과 상상력이 뛰어난 아이들이 많아요.

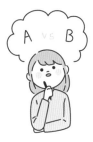

그림 또는 음악을 좋아하고 새로운 경험을 추구하는 특징이 있어요. 감정과 대인관계를 중요시하기 때문에 정이 많다는 이야기를 듣기도 해요.

우뇌 발달에 치우친 경우, 언어적인 발달이 지연되거나 끈기가 부족하고 간단한 문제도 회피하려는 경향을 보이기도 해요.

말놀이 또는 책을 가까이하고, 간단한 계산이나 암기를 놀이화하여 일상에서도 언어적 자극과 논리적 사고를 할 수 있게 도와주세요.

조언

이런 놀이로 키워주세요

좌뇌를 자극하는 놀이	우뇌를 자극하는 놀이
독서	블록 놀이
글쓰기	퍼즐 놀이
숫자 놀이	양손 사용 놀이
외국어 놀이	그림 그리기
메모리 게임	음악 듣기

주의 사항 이 테스트는 뇌의 반구 별로 특정되는 기능과 그에 따른 특징을 어린이 행동 양상에 맞춘 문항을 통한 두뇌 유형 검사입니다. 결코 의학적 진단이 아니며, 아이를 이해하는 데 도움을 주기 위한 것이므로 참고용으로 사용하시기를 바랍니다.

참고 문헌 및 이론

·《유아 발달 심리》김재은, 창리사(1984)
·〈성격 유형과 창의적 성향 및 좌·우뇌 선호도의 관계〉강선문, 부산대학교 석사 논문(2004)
·〈좌·우뇌 교육이 유아 뇌 발달에 미치는 영향에 관한 연구〉김연옥, 국제문화대학교 대학원 석사 논문(2006)
·〈유아 우뇌 훈련 프로그램의 효과에 관한 실험 연구〉김현정, 우석대학교 석사 논문(2002)
·〈지식 생성과 좌·우뇌 활용성향과의 관계:수렴적 사고와 발산적 사고를 중심으로〉박민근, 광운대학교 대학원 박사 논문(2003)
·〈개인의 뇌 활용 성향 측정 도구의 개발 및 적용:학습 스타일과의 관계〉김명준, 광운대학교 대학원 박사 논문(2002)
·'좌뇌-우뇌 두뇌 모형' 연구 - 로저 스페리
·'전뇌 모형' 연구 - 네드 허먼

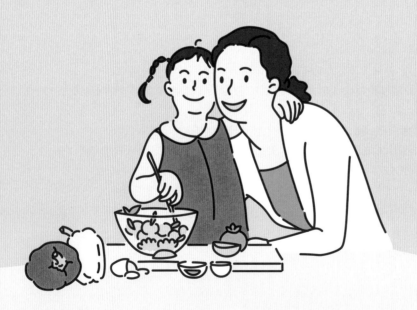

Part 2

우리
아이,
잘 먹고
잘 크도록

지금 먹는 음식이 우리 아이를 바꾼다

　모든 생명체는 무언가를 먹음으로써 삶을 영위한다. 인간은 자연으로부터 곡물이나 육류, 채소를 구하고, 이로부터 살아가는 데 필요한 에너지를 얻는다. 최근에는 먹는다는 것이 단순히 생활에 필요한 영양을 얻는 활동이라는 생각을 넘어, 삶의 질을 높이고 건강을 지키는 적극적인 방법이라는 생각이 자리를 잡아가고 있다. 이런 생각의 바탕에는 '마이크로바이옴'이라고 하는 개념이 깔려 있다. 마이크로바이옴Microbiome은 마이크로바이오타(미생물 군집)Microbiota와 게놈(유전체)Genome의 합성어로, 우리 몸에 공존하며 살고 있지만, 그동안 건강이나 질병의 원인으로 거의 무시되어온 모든 미생물의 총합을 의미한다. 특히 '인체 마이크로바이옴Human Microbiome'은 인간의 몸 안팎에 서식하는 미생물과 그들의 유전정보 전체를 말하는데, 건강과 질병에 미치는 영향이 매우 커서 '두 번째 게놈'으로도 불린다.

　인체 미생물에 대한 연구는 장에 서식하는 대장균에서 시작됐다. 1885년 대장균을 최초로 발견하고, 연구한 학자는 독일의 소아과 의사 테오도르 에셰리히다. 이렇게 시작된 마이크로바이옴의 개념은 2000년대에 들어 괄목할 만한 발전을 이루었다. 미국과 영국 등에서는 국가 주도의 대규모 프로젝트를 통해 얻은 통합적인 자료를 임상에 활용하고 있지만, 우리나라는 아직 연구 단계에 머물러 있는 수준이다.

인체에 존재하는 미생물은 약 100조 개로, 10조 개의 인간 체세포 수보다 월등히 많을 것으로 추정된다. 소화기와 호흡기, 생식기, 구강, 피부 등에 분포하는데, 약 95%가 소화기관에 존재하고, 그중에서도 장에 가장 많다. 그래서 인체 마이크로바이옴 중에서 장내 마이크로바이옴이 가장 중요하다. 장내 미생물의 구성과 기능을 형성하는 데 결정적인 역할을 하는 것은 우리가 매일 섭취하는 음식물이다. 특히 지방 함량이 높은 식사, 설탕과 같은 단당류의 과도한 섭취, 반복적인 항생제 복용 등은 장내 미생물 환경에 좋지 않은 영향을 준다.

인간의 게놈은 개체에 상관없이 99.97%가 공통적인 데 반해 마이크로바이옴은 80~90%가 서로 다를 수 있다고 알려져 있다. 이렇게 사람마다 인체 미생물이 달라서 건강 상태나 질병이 제각각 다르다. 최근에는 장내 미생물이 심혈관계질환, 알츠하이머병, 염증성장질환과 같은 신체적인 질병뿐만 아니라 ADHD, 자폐와 같은 정신적인 질병에도 영향을 미친다는 연구 결과가 많다.

그동안 국내 마이크로바이옴 연구는 주로 성인을 대상으로 이루어졌으나, 최근 우리아이들병원과 NGS(차세대 염기서열 분석)Next Generation Sequencing 연구소들이 중심이 되어 영유아와 청소년으로 연구 범위를 넓히고 있다. 소아청소년은 성장 중이라는 특성이 있어 생활환경과 음식에 따라 장내 미생물이 다양하게 변할 수 있다. 신생아 때는 출생 전 엄마 배 속에 있던 기간 및 자궁 내 환경, 수유 방법과 같은 요인에 의해서 장내 미생물의 조성이 달라지며, 영유아 시기에는 형제자매가 있는지, 보육 기관에 다니는지에 따라서도 차이가 생긴다. 이런 특성에 따라 소아청소년의 경우, 아이뿐만 아니라 가족까지 범위를 확대해 생활환경과 음식물 섭취가 장내 미생물 환경에 미치는 영향을 연구하는 것이 중요하다.

우리 몸에 동거하고 있는 마이크로바이옴에 좋은 영향을 주도록 오늘 한 끼 식사부터 건강하게 챙기려고 노력해보는 것은 어떨까.

다둥이 육아

아이를 적게 낳는 현상이 갈수록 심화되어 올해는 출산율이 0.7명에 근접했으며 새로 태어나는 아이들이 20만 명대로 줄었다는 소식이 들린다. 4년 뒤면 어린이집과 유치원의 3분의 1이 줄어들 것이라고 하고 초등학교들도 학생이 적어 통폐합 또는 폐교할 실정이라고 한다. 저출산 문제에 직면하면서 정부뿐만 아니라 지자체까지 나서서 사회 전반적으로 수많은 대책을 쏟아내고 있다. 실제 생활에 쓸 수 있게 지원해주는 보육 지원금부터 난임 지원 사업 및 2세 미만 병원비 부담 완화 그리고 어린이집이나 유치원 보육 대책들까지. 이러한 모든 정책이 이른 시일 내에 출산율을 적정선에 도달시키는 데 도움이 되었으면 좋겠다. 많은 대책 중 흥미로운 하나는 '다둥이'에 관한 기준을 바꾼 일이다. 예전에는 3명 이상으로 정의했던 '다둥이'를 2명 이상으로 완화하였다.

진료실에서 아이들을 진료할 때 재미있는 일들이 있는데, 아이를 여러 명 키우는 집의 부모님들이 의외로 밝은 모습들이 많다는 것이다. 여러 명의 아이를 가정에서 돌보다 보니 많이 힘들 테고 옷차림이나 본인에게 신경을 잘 못 쓰시는 부분들은 있지만 누구보다 해맑은 모습으로 진료실에서 아이들에 대해 설명하는 경우가 많다. 얼마 전 딸 2명, 아들 2명을 둔 집에서 아이 둘 진료를 보기 위해 병원을 찾아왔다.

막내가 이제 돌이 갓 지나서 진료를 받으며 울먹거리자 나머지 큰 아이들 3명이 막

웃으면서 막내를 놀리기도 하고 달래기도 하는 것이었는데 그 모습이 그렇게 귀여울 수가 없었다. 물론 다둥이가 있는 것이 늘 좋은 일은 아닐 것이다. 한 아이가 아프면 며칠 뒤 꼭 다른 아이가 아픈 경우가 많고 최근 독감과 같이 전염성이 높은 병에 걸리면 온 집안 식구가 다 같이 아프고 지나가는 경우도 있다. 또 아이들 간의 사이가 좋으면 즐거운 일이겠지만 사이가 나빠 서로 스트레스를 받는 경우 보호자들의 현명한 대처가 필요한 순간들도 있을 것이고, 아무래도 아이들끼리 실수나 사고가 일어날 가능성도 높아 안전에 대해서도 신경을 더 써야 한다.

우리 사회가 아이를 한 명만 낳아 키우기도 힘들다고 하지만 실제 형제가 있으면 아이를 훨씬 수월하게 키울 수도 있다. 일일이 부모가 하나씩 가르쳐주지 않아도 생활하는 것의 방향만 교육해준다면 아이들끼리 스스로 큼으로써 오히려 부모가 신경 써야 하는 부분이 조금 다른 관점에서는 편할지도 모른다. 진료를 하다 보면 아이들이 훌쩍 커서 오는 경우도 종종 있다. 아주 어렸을 때 엄마 품에 안겨서 왔던 아이가 이제는 나보다 키가 더 크고 수염도 거뭇하게 난 채로 오는 경우가 많아졌다. 아이들이 커가는 과정을 옆에서 계속 보아왔던 나로서는 이러한 변화가 참 재미있으며 이 아이들이 곧 사회에 나가 한 사회의 일원으로서 움직일 것이라는 기대가 되기도 한다.

예전에는 집 앞 놀이터에 나가면 언제라도 동네 친구들과 놀 수 있었고 친구네 집에 놀러 가서 주변 어른들에게도 인사를 드리며 공경할 수 있는 분위기가 있었으나 이제는 보육시설이나 키즈카페 등에 가지 않고는 주변 친구들을 만날 수 없는 사회 분위기가 되어버렸다. 그래서 다둥이 집이 더욱 좋아 보이는지도 모른다.

요즘은 저출산으로 아이들 한 명 한 명이 귀한 시절이다. 더 많은 아이를 낳아서 키우는 것도 중요하지만 현재 자라는 아이들이라도 우리 사회가 더욱 많은 지원책과 안전장치를 마련해주고 가정에서는 크게 힘들이지 않고 행복하게 육아하는 모습들을 보여주다 보면 자연스럽게 아이를 낳는 사회 분위기가 형성될 것으로 생각한다.

우리 아이 머리 좋아지기 프로젝트

두뇌를 발달시키는 영양소라며 꼭 먹어야 한다고 광고하는
제품이 너무 많아요. 이 많은 것 중에서 뭘 먹어야 좋을까요?

뇌가 잘 발달하려면 모든 영양소가 골고루 들어간 균형 잡힌 식사가 가장 중
요합니다. 다만 두뇌가 폭발적으로 발달하는 시기에는 특히 더 필요한 영양
소가 있지요. 두뇌 성장기에 놓쳐서는 안 되는 다섯 가지 영양소를 꼽으면 단
백질의 일종인 필수 아미노산, 긴사슬다가불포화지방산, 철분, 요오드, 아연
입니다. 이 영양소가 풍부한 음식을 매일 먹으면 두뇌 발달이 촉진됩니다.

두뇌 발달에 가장 중요한 시기

우리의 두뇌는 평생 발달하지만, 출생 후 3년 동안 가장 비약적으로 크기와 구조
가 발달한다. 뇌는 생애 첫 1,000일 동안 성인 뇌의 85%까지 커질 정도로 성장이
빠르다. 이 시기에 스트레스나 염증 반응에 적게 노출되고 부모나 가족과 좋은 유대
관계를 맺으며 사랑을 많이 받고 적절한 영양이 공급되면 아이 뇌는 좋아진다. 특히
영양 섭취는 되돌릴 수 없는 결과를 낳기에 무엇을 어떻게 먹느냐가 정말 중요하다.
뇌 발달에 필요하지 않은 영양소는 없지만, 특별히 더 중요한 다섯 가지 영양소가 있

다. 바로 단백질, 긴사슬다가불포화지방산, 철분, 요오드, 아연이다. 이 다섯 영양소
는 뇌가 급속도로 발달하는 시기에 결핍되거나 부족하면 장기적인 기능 장애를 초
래할 수 있기에 부모가 반드시 챙겨야 한다.

두뇌 발달에 중요한 5대 영양소

단백질

단백질은 신체의 적절한 성장과 기능을 위해 꼭 필요한 영양소로, 여러 종류의 단
백질 중에서도 필수 아미노산이 가장 중요하다. 필수 아미노산은 체내에서 합성되
지 않거나, 합성되더라도 아주 미량이라 반드시 음식을 통해 섭취해야 한다. 필수 아
미노산은 류신, 이소류신, 라이신, 메티오닌, 페닐알라닌, 트레오닌, 트립토판, 발린

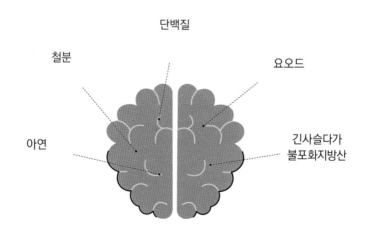

두뇌 발달에 꼭 필요한 5대 영양소

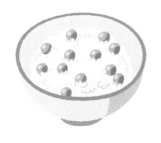

여덟 가지를 말하며, 유아에게는 여기에 히스티딘이 추가된다. 필수 아미노산은 뇌 용적이 커지는 데 꼭 필요하며, 뇌의 신경전달물질을 합성하는 데도 필수적이다. 뇌가 한창 성장하는 시기에 필수 아미노산이 부족하면 뇌 용적이 작아지고, 뇌세포의 수와 크기 모두 작아진다.

단백질 섭취가 성장에 미치는 영향에 대한 흥미로운 연구가 있다. 1969년 중미 파나마 영양협회가 먹을 것이 부족해 굶는 신생아가 많은 과테말라 시골 마을에 서로 다른 음료를 보급했다. 한 그룹에는 고단백질 재료와 여러 채소가 섞인 음료를, 다른 그룹에는 설탕과 조미료가 섞인 음료를 보급했다. 8년 뒤 이 음료가 성장에 어떤 영향을 미쳤는지 조사했더니, 7세 이전에 고단백 음료를 먹은 그룹의 아이는 다른 그룹의 아이보다 키가 1~2cm 더 큰 것으로 나타났다. 또한 읽기와 지능 테스트에서도 더 높은 점수를 받은 것으로 확인됐고, 이 내용은 저명한 학술지인 〈네이처〉에 실렸다.

필수 아미노산은 동물성과 식물성이 있다. 동물성 필수 아미노산은 쇠고기, 돼지고기, 닭고기, 생선, 달걀, 우유 및 유제품 등에 풍부하고, 식물성 필수 아미노산은 콩, 곡물, 씨앗, 견과류에 많다. 동물성 단백질이 식물성보다 체내에서 더 잘 활용된다. 그렇다고 동물성 단백질만 먹어서는 곤란하다. 동물성과 식물성을 적당한 비율로 먹어야 하는데, 영유아는 필요한 단백질의 1/3을 동물성으로 섭취할 것을 권장한다.

긴사슬다가불포화지방산

단백질, 탄수화물과 함께 우리 몸이 힘을 내는 데 중요한 영양소가 지방이다. 지방은 칼로리가 가장 높아서 비만의 주범으로 꼽히고, 밥상에서 줄여야 할 대표적인 영양소로 여긴다. 하지만 단백질 중에 체내에서 합성이 안 돼 음식으로 꼭 섭취해야 하는 필수 아미노산이 있는 것처럼, 지방에도 필수 지방산이 있다. 그중에서도 '긴 사슬다가불포화지방산Long-chain polyunsaturated fatty acids(LCPUFAs)'이라고 하는 긴 이름의 지방산이 꼭 필요하다. 이 지방산은 뇌의 성장 발달에 중요한 성분으로, 우리가 흔히 오메가-3, 오메가-6라고 부르는 영양소가 이에 속한다.

오메가-3	알파리놀렌산 ➡ EPA ➡ DHA
오메가-6	리놀렌산 ➡ 감마리놀렌산 ➡ 아라키돈산

먼저 오메가-3에 대해 알아보자. 오메가-3 지방산에는 알파리놀렌산, EPA, DHA가 있는데, 알파리놀렌산은 EPA로 전환되고, EPA는 DHA로 전환된다. DHA는 우리 뇌를 구성하는 지방 성분의 약 10%를 차지하며, 특히 뇌의 앞쪽, 전전두엽 피질에 몰려 있고, 단기 기억에 중요한 역할을 한다. 그래서 임신과 수유 시, 또 영유아 시기에 DHA를 충분히 섭취하면 아이의 인지와 집중력이 높아진다. 알파리놀렌산은 체내에서 최종적으로 DHA로 전환되지만, 전환율이 매우 낮다. 그래서 DHA를 직접 섭취하는 게 효과적이다. DHA가 풍부한 식품으로는 참치, 고등어, 삼치, 꽁치, 정어리 같은 등푸른생선과 치아씨, 아마씨, 호두, 들기름 등이 있다. 다음은 오메가-6에 대해 알아보자. 오메가-6 지방산에는 리놀렌산과 감마리놀렌산, 아라키돈산이 있다. 이 영양소는

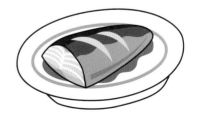

체내에서 염증 작용을 조절한다. 또 DHA의 전
구물질인 EPA가 만들어지는 것을 돕는 역할
도 한다. 오메가-6는 닭, 오리 같은 가금류와
달걀, 식물성 기름에 풍부하다.

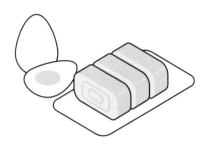

오메가-3와 오메가-6가 체내에 얼마나 있느
냐 만큼 중요한 것이 두 성분의 비율이다. 오메가-3와 오메가-6의 비율이 1:3~4가
이상적이지만, 실제로는 1:10 정도로 오메가-6를 많이 먹고 있다. 따라서 오메가-3
가 풍부한 식품의 섭취를 늘리면 아이 두뇌 성장에 더 도움이 될 것이다.

철분

생후 첫 2년 동안은 뇌가 급격히 성장하는 것은 물론, 정신과 신체, 감정 발달에
매우 중요한 시기로, 철분이 충분히 공급돼야 한다. 하지만 영유아에게 가장 부족하
기 쉬운 영양소가 철분이고, 철 결핍에 의한 빈혈도 많다. 이 시기에 철결핍성빈혈을
앓으면 빈혈을 치료하더라도 인지 기능이나 운동 기능이 회복되지 않을 수 있다.

뇌의 신경 세포가 발달하는 데는 철이 함유된 효소와 헴단백질이 필요하며 헴단
백질은 철과 결합한 단백질을 말한다. 이처럼 철분은 뇌신경 세포 발달에 필수적이
라, 뇌가 급격히 성장하는 시기에 철분이 부족하면 뇌가 잘 발달하지 못할 수 있다.
1~2세에 빈혈을 앓은 아기를 10년 이상 추적 관찰하니, 유년기 중반까지 인지 기능
과 운동 발달, 학업 성취도가 건강한 아기에 비해 떨어졌다. 또 2세 이후에 철 결핍
빈혈이 발생해 치료한 경우, 인지 및 행동 장애는 어느 정도 좋아지지만, 학업 성취
도는 철을 충분히 공급하더라도 초등학생 때까지 지속된 것으로 나타났다.

영유아기에 이렇게 철분이 중요하지만, 성인처럼 다양한 음식물을 섭취하기 어려

워 철 결핍에 빠질 위험이 크다. 신생아는 엄마 배 속
에 있던 동안 모체로부터 받은 철분을 가지고 있으나
생후 4~5개월부터는 음식으로 철분을 섭취해야 하
며, 미숙아로 태어난 아기는 철분이 더 많이 필요하
다. 분유는 철분을 충분히 함유하고 있어 크게 걱정

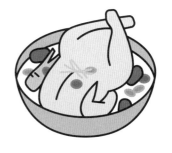

하지 않아도 되고, 모유를 먹인다면 좀 더 신경 써야 한다. 생후 6개월까지는 모유에
철분이 충분하지만 이후에는 철분 함량이 떨어져, 모유만 섭취하는 아기는 철결핍
성빈혈이 생길 수 있다. 영유아기 철결핍성빈혈은 6개월~3세 사이에 가장 많이 발
생한다. 이 시기 철결핍성빈혈이 발병하면 신경이나 인지 기능에 영향을 미칠 수 있
어 각별히 주의해야 한다.

　영유아기 이후 철결핍성빈혈이 증가하는 시기가 한 번 더 있는데, 11~17세경이
다. 이 시기에는 신체가 급격히 성장하는 데 비해 철분 섭취가 충분하지 않아 빈혈
이 생긴다. 특히 여자 청소년은 생리로 철분이 많이 소실돼 빈혈이 생길 위험이 더 크
다. 철결핍성빈혈은 빈혈이 의심돼 병원을 방문해 진단하는 경우보다 호흡기 질환이
나 장염, 가와사키병, 발열 등 다른 증상으로 병원에 갔다가 우연히 발견하는 경우가
더 많다. 아이가 밥을 잘 안 먹고, 자주 보채거나, 자다가 종종 깨거나, 감기에 잘 걸
리고, 성장이 부진하다면 철분이 부족한 건 아닌지 혈액 검사로 확인해보자.

　철을 공급하는 식품으로 가장 좋은 것은 단백질과 결합하는 성질이 있는 헴철을
함유한 쇠고기, 돼지고기 같은 육류와 닭고기, 오리고기 같은 가금류, 굴, 꼬막 같은
어패류다. 비헴철은 곡류와 채소, 특히 녹색 채소에 많이 들어 있다.

요오드

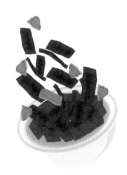

요오드는 갑상선 기능 및 신진대사를 원활하게 유지하며, 영유아의 뇌, 신경계 발달에 꼭 필요한 영양소다. 우리 몸은 체내에서 요오드를 합성하지 못하기 때문에 반드시 음식으로 섭취해야 한다. 다행히도 우리나라는 오히려 과잉 섭취로 문제가 생기지 않을까 해서 상한 섭취량을 설정할 정도로 많이 먹고 있다.

요오드는 김, 미역, 다시마 등 해조류에 풍부하고 멸치, 고등어 등의 생선과 천일염에도 많다. 아이 반찬으로 미역국과 김, 멸치, 고등어를 많이 먹는다면 걱정할 필요 없다. 또 식품에서 섭취한 요오드는 체내에서 대사된 후 90% 이상이 소변으로 나오므로, 요오드 섭취량이 필요량보다 많다고 해도 문제 되지 않는다. 다만 조미가 된 구운 김이나 멸치는 염도가 높아 너무 많이 먹으면 나트륨을 과다 섭취할 우려가 있으므로 주의하자.

아연

요즘 부모님은 면역력 하면 아연을 생각할 정도로 아연에 관심이 많다. 아연은 인체의 성장과 발육, 면역 기능에 필수적이다. DNA 합성, 뇌 발달, 성장, 뼈 형성, 상처 재생 등에 필요한 효소 활동을 도와준다. 아연은 철분과 더불어 뇌에 가장 많이 농축돼 있는 미량 원소다. 성인은 뇌 용량에서 아연이 거의 2%를 차지하는데, 뇌에서도 해마에 특히 많이 들어 있다. 해마는 단기 기억을 장기 기억으로 저장하는 데 핵심적인 역할을 하기 때문에 학습과 기억에 아주 중요하다. 또 아연이 부족하면 뇌 발달에 꼭 필요한 단백질, DNA, RNA 합성에 손상이 생기기 때문에, 어린 시절 아연이 부족하면 인지 기능이나 학습 능력이 떨어질 수 있다. 이뿐만 아니라 주의력결핍 과잉행동장애^{ADHD} 아이에게 아연이 부족하다는 보고도 있다.

또한 아연이 부족하면 면역 기능이 떨어지고, 특히 감염에 대한 저항력이 감소한다. 아연이 비특이적 면역, 세포 및 항체 매개형 면역 등 면역 시스템 전반에 광범위하게 영향을 미치며, 항염증 작용도 돕기 때문이다.

아연은 식품을 통해 섭취해야 하며, 한 번에 많이 먹는다고 해서 남은 것이 저장되지 않으므로 매일 필요한 양을 꾸준하게 섭취해야 한다. 아연은 쇠고기, 돼지고기 같은 살코기와 굴, 오징어, 조개 같은 해산물, 조, 기장, 수수 같은 전곡류와 콩류에 많이 들어 있고, 동물성 식품이 식물성 식품에 비해 흡수율이 높다. 음식을 골고루 먹지 않거나 채식 위주로 식단을 꾸린다면 아연이 부족할 가능성이 있다. 아연 결핍 여부는 혈액 검사, 모발 미네랄 검사로 확인할 수 있으며 아연이 부족하다고 나오면 영양제로 보충하는 것도 좋다. 다만 철분제를 먹고 있다면 철분제가 아연의 흡수를 억제할 수 있으므로, 철분제와 시간 간격을 두고 먹도록 하자.

25
뼈 성장에 꼭 필요한 비타민D

편식 없이 늘 잘 먹는 아이인데도 비타민D 영양제를 먹이라고
하네요. 꼭 먹여야 할까요?

비타민D는 유아기 뼈 성장에 꼭 필요합니다. 6개월 미만 아기는 비타민D
영양제를 꼭 먹이는 게 좋고, 6개월부터는 매일 일정 시간 아이에게 햇볕을
쬐고 비타민D가 풍부한 음식을 먹여주세요. 그게 어려울 때 영양제로 보충
하면 됩니다.

비타민D가 부족하면 구루병에 걸린다는데

비타민D는 앞 장에서 설명한 철분이나 요오드, 아연처럼 체내에 아주 많은 양이
필요하지는 않지만, 부족하면 뼈 성장이 저하되고, 성인은 골다공증, 만성피로, 우
울증이 생길 수 있다. 유아기는 뼈가 급격하게 성장하는 시기인 만큼 비타민D를 충
분히 섭취해야 하는데, 모유에는 비타민D가 매우 적어서, 모유만 장기간 수유하거
나, 이유식을 늦게 시작하거나, 햇빛에 노출되는 시간이 적으면 비타민D 결핍이 발
생하기 쉽다. 비타민D가 부족해서 나타나는 결과 중 가장 치명적인 것은 구루병이
다. 구루병은 뼈가 물러져 흉곽 모양이 변하고, 척추나 다리가 변형되며, 성장 장애

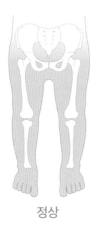
정상

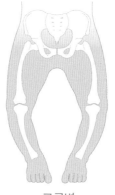
구루병

가 일어난다. 생후 4개월~2세 아기에게 주로 발생하는데, 우리나라에서는 드물게 발견된다. 구루병까지 가지는 않더라도 비타민D가 부족하면 다양한 증상이 생긴다. 뼈가 약해지고, 키가 잘 안 큰다. 또 아이가 쉽게 피곤해하고 땀이 많이 나며, 소화도 잘 안되는가 하면 감기도 자주 걸린다.

하지만 이런 일반적인 증상으로 비타민D 결핍을 의심하기는 어렵다. 특히 조제분유를 먹는 아기는 분유에 비타민D가 강화되어 있으므로 걱정하지 않아도 된다. 문제는 모유 수유 아기다. 모유가 아기에게 가장 이상적인 음식이긴 하지만 비타민D는 충분하지 않다. 모유 수유만 한 건강한 아기를 검사했더니, 30% 정도가 비타민D 결핍이라는 보고가 있고, 미국 소아과학회에서는 모유 수유 아기에게 적어도 생후 2개월부터 하루 200IU의 비타민D를 먹일 것을 권장하고 있다. 따라서 아기에게 모유 수유만 하고 있다면 비타민D가 부족하지 않도록 다음 방법을 기억하자.

첫째, 모유의 비타민D 함량을 높이는 것이다. 하지만 젖을 먹이는 엄마가 비타민D를 충분히 섭취하더라도 모유 내 함량은 아기의 필요량에 미치지 못한다는 연구가 있어 이 방법은 적절하지 않다.

둘째, 햇볕을 잘 쬐는 것이다. 자외선을 쬐면 피부에서 비타민D가 생성되므로, 매일 10~20분 동안 햇볕을 쬐는 것이 좋다. 다만 6개월 미만 아기는 피부가 약해 직사광선을 쬐면 피부에 주름이 잘 생기고, 나중에 백내장이나 피부암에 걸릴 위험이 커지므로 권장하지 않는다.

셋째, 아기에게 비타민D를 보충하는 것이다. 비타민D는 연어, 고등어 같은 지방이 많은 생선과 달걀노른자, 버섯, 특히 햇볕에 말린 버섯에 풍부하며, 우유나 요거트도 좋다. 아기가 알레르기가 있어 이런 음식을 먹기 어렵거나 햇볕을 충분히 쬐지 못한다면 영양제로 비타민D를 보충할 필요가 있다.

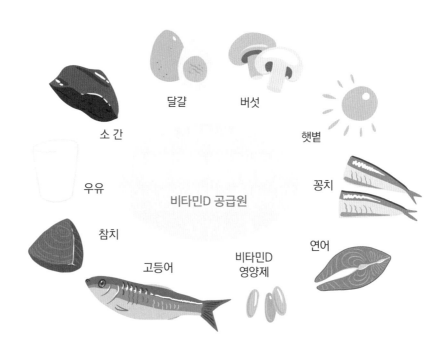

소 간

달걀

버섯

햇볕

우유

비타민D 공급원

꽁치

참치

연어

고등어

비타민D
영양제

146

알레르기 걱정 없는 이유식

달걀과 생선으로 이유식을 만들었더니, 아이 할머니께서 예전에는 알레르기가 생길 수 있으니 달걀이나 생선, 콩을 나중에 먹이라고 하시네요. 맞나요?

과거에는 알레르기를 유발할 수 있는 음식은 되도록 늦게 먹이라고 권장했는데 지금은 바뀌었어요. 알레르기 유발 음식을 늦게 먹인다고 알레르기가 줄지 않는 것으로 확인됐거든요. 오히려 조금씩 꾸준히 먹으면 알레르기를 줄이는 데 도움이 됩니다. 하지만 알레르기 유발 식품으로 이유식을 시작하지는 마세요. 알레르기 걱정 없는 음식으로 이유식을 시작한 뒤, 점차 새로운 것을 추가하면 됩니다.

'면역 관용'을 유도해요

아기는 태어난 직후 모유나 분유만 먹다가 6개월이 되면 이유식을 시작한다. 아기가 새로운 음식을 먹을 때 가장 걱정되는 것은 알레르기다. 알레르기는 특정 성분이 몸에 들어왔을 때 면역계가 적으로 간주해 과민하게 반응하는 것이다. 음식을 먹어서 알레르기가 생길 수 있고, 피부에 접촉하거나 호흡기를 통해 들어올 때도 알레르기가 생길 수 있다.

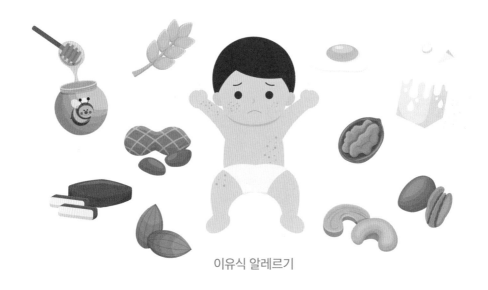
이유식 알레르기

부모님이 성장할 때는 음식 알레르기를 줄이기 위해서 알레르기를 유발하는 음식은 되도록 나중에 먹이라고 했다. 또 아기의 알레르기를 예방하기 위해 임신 중에 알레르기 유발 식품을 피하라는 권고도 있었다. 하지만 최근의 연구 결과는 사뭇 다르다. 알레르기 유발 식품을 늦게 시작한다고 해서 알레르기 발현이 감소하지는 않으며 오히려 일찍 시작하는 것이 알레르기를 줄이는 데 도움이 된다. 이는 '면역 관용'과 관련 있다. 면역 관용은 알레르기를 유발할 가능성이 있는 음식을 조금씩 꾸준히 먹으면 면역계가 익숙해져서 과민하게 반응하지 않는 것을 말한다.

알레르기 걱정되는 달걀, 생선, 땅콩 언제 먹일까?

아이에게 알레르기를 유발하는 대표적인 식품은 달걀, 콩, 밀가루, 땅콩, 생선, 조개류, 우유 등이다. 우유를 제외하고는 이유식 초기부터 조금씩 먹이는 것이 좋다.

우유는 알레르기 여부와 상관없이, 신장에 부담을 주고, 철분 함량이 낮기 때문에 1세 이전에는 피한다. 다만 분유나 치즈, 요거트는 1세 이전에 먹여도 좋다.

알레르기를 유발하는 식품을 조기에 먹이는 것이 낫다고 해서 이런 식품으로 이유식을 시작해서는 안 된다. 이유식을 할 때 기본적으로 지켜야 하는 사항이 있다.

첫째, 이유식은 알레르기를 잘 일으키지 않는 곡류나 고기, 채소, 과일을 먼저 시도한다. 한 번에 하나의 단일 재료를 먹이고, 식품 가짓수를 점차 늘려 매일 5가지 식품군을 먹게 된 이후에 알레르기 유발 식품을 시작한다.

둘째, 새로운 재료를 추가할 때는 3~5일 정도 간격을 둔다. 새로 먹은 것이 알레르기를 유발하는지 여부를 확인할 시간이 필요하기 때문이다.

셋째, 특정 음식을 먹었더니 알레르기 증상이 나타나거나 의심되는 경우에는 더 이상 주지 않는다. 새로운 것을 먹은 후 두드러기가 나거나 혈변, 구토 증상이 있거나 아기가 많이 보채면 음식을 중단하고, 의사와 상의해야 한다. 알레르기 유발 식품을 조기에 먹이면 알레르기 예방 효과가 있다는 것이지 아예 알레르기가 안 생기는 건 아니기 때문이다. 알레르기 증상을 무시하고 계속 먹이면 알레르기 식품에 대한 민감도가 더 커질 수 있다.

음식 알레르기와 관련해 많이 궁금해하는 또 한 가지는, 임신 중에 알레르기 유발 식품을 피해야 하는지 여부다. 최근의 가이드라인은 모든 임신부에게 음식을 가리지 않고 골고루 먹을 것을 권고한다. 현재까지 연구에 의하면 임신 중에 알레르기가 우려되는 식품을 먹지 않는다고 알레르기가 예방되지는 않기 때문이다. 임신 중에 프로바이오틱스를 먹으면 아기의 식품 알레르기를 줄일 수 있다는 주장도 있었으나, 이 역시 근거가 없는 것으로 확인됐다. 임신부는 음식을 가리지 말고, 골고루 먹어서 균형 있게 영양을 섭취하는 것이 엄마와 아기를 위해서 가장 좋다.

피곤한 아이에게 영양제가 도움 될까?

요즘 들어 아이가 쉽게 피곤해하네요. 영양 주사를 한 번씩 맞히면 좋을까요? Q.

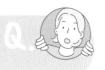

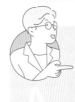

아이가 아파서 기운이 없다면 영양 주사는 분명 회복에 도움이 돼요. 하지만 일상적으로 영양 주사에 의존해서는 안 됩니다. 또 아이가 편식하고, 식사량이 적다면 주치의와 상의해서 부족한 영양을 영양제로 보충하는 것이 도움이 됩니다.

늘 힘없는 우리 아이, 영양제 주사라도?

"어른도 스트레스를 많이 받고, 쉽게 피곤해지면 병원 가서 영양제 주사를 맞고 오는데, 날마다 피곤해하는 우리 아이도 수액 한 번 맞을까요?"

"주변에 보니 다들 아이한테 영양제 한두 가지씩은 먹이고 있더라고요. 우리 아이도 영양제를 먹이려고 하는데, 어떤 게 좋을까요?"

성장기 아이를 둔 부모는 영양제 주사, 즉 영양 수액을 맞거나 영양제를 먹으면

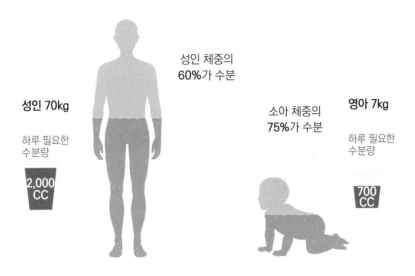

성인 체중의
60%가 수분

성인 70kg

소아 체중의
75%가 수분

영아 7kg

하루 필요한
수분량

하루 필요한
수분량

**2,000
CC**

**700
CC**

성인과 영아의 체내 수분 차이

아이가 더 튼튼해지고, 쑥쑥 잘 크지 않을까 하는 생각을 종종 한다. 하지만 정말 영양 수액이나 먹는 영양제가 꼭 필요한지, 필요하다면 무엇을 얼마나 맞거나 먹어야 하는지 믿을 만한 답을 주는 곳은 많지 않다. 그런데 아이가 아팠을 때 수액 한 번 맞고 나니 금방 생생해졌던 것을 생각하면 분명히 도움이 될 것도 같다. 영양 수액과 먹는 영양제가 정말 도움이 되는지, 또 반드시 필요한 때는 언제인지 살펴보자.

먼저 흔히 링거라고 부르는 수액에 대해 알아보자. 아이는 어른보다 체중이 적게 나가지만, 체중 대비 체표면적이 넓고, 칼로리 소비량이 많으며, 수분 필요량도 많다. 체중이 70kg인 성인은 하루에 필요한 수분이 2,000ml이고, 이는 신체가 가지고 있는 세포외액 1만 4,000ml의 1/7밖에 안 되지만, 체중이 7kg인 영아는 하루 수분 필요량이 700ml로, 세포외액 1,800ml의 1/2에 육박한다. 따라서 수분 필요량

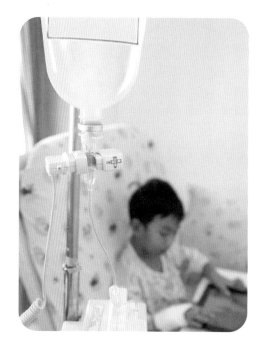

을 채우지 못하면 성인보다 더 큰 영향을 받을 수밖에 없다. 또 성인은 체중의 60%가 수분이지만 소아는 이보다 훨씬 많은 75%가 수분이다. 이뿐만 아니라 하루에 필요한 수분량도 소아는 체중의 10~15%지만 성인은 2~4%로 차이가 크다. 아이가 아플 때 병원 가서 1~2시간 수액만 맞혀도 금방 생생하게 살아나는 것도 이 때문이다. 그만큼 수분을 충분히 공급하고, 수분이 부족할 때는 인위적으로 외부에서 수액을 넣어주는 것이 중요하다.

또 아이는 어른과 달리 계속해서 성장하므로 더 많은 열량이 필요하다. 숨 쉬고 활동하는 데 필요한 열량 외에 발육과 성장을 위한 열량까지 충분히 공급해야 건강하게 잘 자란다. 공부 스트레스나 감기 등에 걸려 며칠만 잘 먹지 못해도 금방 수척해지고 힘들어하는 것은 지극히 당연하다.

수액은 포도당과 전해질이 들어 있는 기초 수액과 영양 성분이 든 영양 수액, 이렇게 두 가지가 있는데 영양 수액은 아미노산(단백질), 지질 성분을 포함하는 것이 많다. 감기나 장염 등 질환으로 잘 못 먹거나 스트레스가 커서 음식을 잘 안 먹으면 몸 안의 단백질 성분이 감소하는데, 이럴 때는 영양 수액을 맞으면 크게 도움 된다.

옆집 아이가 효과 본 영양제, 우리 아이도 먹일까?

영양 수액이 일상적이지 않은 특별한 상황, 즉 단시간에 많은 영양이나 수분이 필요할 때 맞는 것이라면, 영양제는 일상적으로 복용하는 경우가 많다. 발육과 성장이 활발한 아이가 매일 영양제를 먹을 필요가 있는지에 대해서는 의견이 엇갈린다. 보충적으로 영양제를 먹는 것이 건강에 도움이 되는지, 또 도움 된다면 얼마나 좋은지도 확실히 결론이 나지 않았다. 하지만 "우리 아이는 매일매일 필수 영양소를 식사를 통해 충분히 잘 먹고 있어."라고 자신 있게 말할 수 없다면 영양제를 먹는 것이 좋다.

하지만 밥을 잘 안 먹는다고 영양제로 대신해서는 안 된다. 우유, 과일, 채소는 매일 먹고, 특히 학년이 올라갈수록 섭취율이 떨어지는 경향이 있으므로, 매끼 식탁에 올리도록 신경 써야 한다. 아이가 크면서 점점 더 아침 식사를 거르는데, 아침을 꼭 챙겨 먹는 것도 매우 중요하다. 특히 요즘은 집밥보다 급식이나 외식, 포장 음식을 더 많이 먹는데, 이런 음식은 고열량에 단순당 위주라 영양을 고루 섭취하기 어려운 만큼 건강한 식탁의 중요성이 커지고 있다.

또 옆집 아이가 특정 영양제를 먹고 좋아졌다고 내 아이도 좋아진다는 법은 없다. 영양제를 복용하는 가장 좋은 방법은 아이 주치의와 상의하고, 필요하다면 검사를 통해 무엇이 부족한지 확인한 후 영양을 보충하는 것이다.

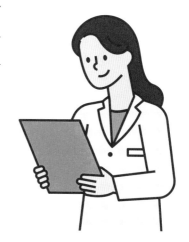

말이 느린 우리 아이, 괜찮을까?

아이가 눈도 잘 맞추고, 반응도 잘하는데, '엄마 아빠'라는 단어 외에는 말을 하지 않아요. 또래 친구는 어른 말을 따라 하려고 애쓰는데, 우리 아이, 이대로 괜찮을까요?

아이는 저마다 성장 속도가 다르지만, 평균적으로 거치는 단계가 있어요. 언어 발달도 마찬가지예요. 아이 개월 수에 따라 언어 발달 정도를 체크해보시고, 늦다고 의심되면 전문기관에서 검사해보세요. 언어 발달이 늦으면 언어뿐만 아니라 다른 부분에도 영향을 미칠 수 있어서 적극적으로 도와주셔야 합니다. 언어 발달에도 골든타임이 있다는 걸 잊지 마세요.

'말이 늦다'는 것의 의미

부모가 아이가 잘 크고 있는지 판단하는 두 가지 중요한 기준이 있는데, 하나는 키이고, 또 하나는 말이다. 또래와 비교해 키가 엇비슷하고, 말도 곧잘 하면 잘 크고 있다고 안심한다. 키는 또래 아이를 세워놓고 눈으로 보면 금방 드러나고, 연령별로 평균 키가 정확하게 나와 있어서 판단이 어렵지 않다. 하지만 말은 애매하다. 아이마다 편차가 크고, 어느 정도가 보통 수준인지 알기도 어려우며, 언어 발달을 위해 무엇을 해줘야 하는지도 잘 모른다. 또래보다 말이 늦어서 유치원에서 자기주장을 제대로 못하고 속앓이만 하는 것은 아닌지, 친구와 잘 어울리지 못하고 놀림을 받지는 않는지 걱정도 된다.

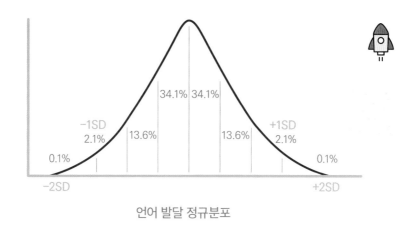

언어 발달 정규분포

'말이 늦다'고 할 때도 '키 성장이 늦다'고 할 때처럼 기준이 있다. 특정 나이에 기대하는 평균치가 있어서 이를 기준으로 말이 늦다, 빠르다를 판단한다. 같은 연령대 아이들의 언어 발달이 어느 정도인지 그래프로 그려보면 가운데가 많고 양 끝이 적은 종 모양으로 나타나며 이를 정규 분포라고 한다. 종 모양의 분포도에서 아이가 너무 뒤쪽에 처져 있으면, '크면 좋아지겠지' 하고 넘기지 말고 고민을 해봐야 한다. 아이가 정규 분포에서 어디쯤 위치하는지는 전문 의료기관에서 평가할 수 있다.

하지만 모든 아이가 다 전문 의료기관에서 언어 발달 평가를 할 필요는 없다. 국가가 실시하는 무료 영유아 건강검진을 통해 필요성 여부를 먼저 확인한다. 영유아 건강검진은 생후 14일부터 71개월까지 총 8차에 걸쳐 실시하는데, 3차부터 언어를 포함한 발달 선별검사를 한다. 선별검사는 진단을 내리는 검사가 아니라, 더욱 정밀한 검사가 필요한 아이를 찾아내는 검사다. 검사 결과는 양호-추적검사 요망-심화평가 권고 등 3단계로 나오는데, '심화평가 권고'는 발달이 늦는 것으로 의심된다는 의미이므로 전문 의료기관에서 정확한 평가를 받아야 한다.

건강보험공단 홈페이지의 '건강iN' 메뉴에서 '검진기관/병원찾기 〉 병(의)원정보 〉 영유아 발달 정밀검사 의료기관 찾기'로 들어가면 지역별로 전문기관을 찾을 수 있다.

건강보험공단 '건강iN'
QR코드를 통해 사이트에 방문하면 지역별 전문기관을 찾을 수 있다.

집에서 하는 '언어 발달 체크'

국가가 시행하는 영유아 건강검진은 아이의 성장이나 발달 상태가 궁금하다고 해서 아무 때나 할 수 있는 것은 아니다. 검사를 받는 나이가 정해져 있다. 아이의 언어 발달 상태가 궁금할 때, 지금 당장 집에서 간단하게 체크하는 방법을 소개한다. 자녀에게 맞는 시기의 언어 발달 체크포인트를 확인한 뒤 아무래도 발달 정도가 늦거나, 판단하기가 어렵다면 전문 의료기관에서 확인해보자.

12개월 전후, 언어 이전기

돌 즈음이면 단어를 쓰기 시작한 아이도 있고, 아빠, 엄마 같은 단어를 쓰지 않는 아이도 있다. 언어 이전기지만 이때도 언어 발달의 기초가 되는 부분을 확인할 수 있다. 돌 전후로 '아빠, 엄마, 맘마, 바바, 까까, 빠빠, 즉 ㄴ, ㅁ, ㅂ, ㄲ, ㄸ, ㅃ'의 자음이 출현한다. 또 비 구어적인 방식의 의사소통, 즉 손짓, 발짓, 표정이 굉장히 다양해지고, 몸짓을 사용해 요구할 수도, 거부할 수도 있다. 예를 들면 고개를 가로젓거나, 끄덕이거나, 손으로 가리키거나, 인사하는 등의 제스처를 쓰는데, 가르쳐주지 않더라도 모방을 통해 자연스럽게 배우며, 언어 발달에 매주 중요하다. 다음 돌 전후 언어 발달 체크포인트를 확인해보자.

돌 전후 언어 발달 체크포인트

- 어른 말에 주의를 기울이지 않음. ☐
- 모방 의도가 없음. ☐
- 엄마의 화난 표정과 기쁜 표정을 구분하지 못함. ☐
- 강한 어조의 '안돼'라는 말에, 행동을 멈추거나 주춤하지 않음. ☐
- "물, 줘." 등의 간단한 말도 잘 이해하지 못함. ☐
- 엄마, 아빠, 빠이빠이 등 익숙한 낱말에도 관심이 없음 . ☐
- 규칙적으로 따라 하는 행동(예: 도리도리)이 없음. ☐

12~24개월, 낱말 조합기

이 시기에는 할 수 있는 말이 급격히 늘어나 '정말 말이 많이 는다'는 것을 실감한다. 쓸 수 있는 자음이 많아지면서 '바나나, 까까, 빵빵이, 멍멍' 등 새 단어를 말한다. 또 쓸 수 있는 낱말이 50개 정도에 이르면 낱말을 조합하는 단계로 진입한다. 어른의 억양이나 행동을 모방하면서 짧은 문장을 말하기 시작하고, 간단한 심부름도 할 수 있다.

- 일관성 있는 말소리로 자신의 의도를 표현하지 못함.(예: 무(물), 우(우유)) ☐
- "그만, 이리 와, 앉아." 등의 말을 이해하지 못함. ☐
- 표현할 수 있는 단어가 전혀 없음. ☐
- 새로운 낱말 모방을 시작하지 않음. ☐
- "뭐 줄까?"라고 물었을 때 반응이 없음. ☐
- 제스처나 낱말(예: 아니야)을 사용해 싫다고 표현하지 못함. ☐

24~36개월, 언어 폭발기

36개월 정도 되면 500개에서 1,000개 정도 단어를 이해하고, 300개 정도를 표현할 수 있다. '나'라는 대명사가 처음으로 나오고, 명사, 대명사, 동사를 이용해 3~4개 단어로 된 문장도 쓴다. 이 시기 언어는 단순히 밥 달라는 것이나 안아 달라는 등 무언가를 요구하는 표현 외에 감정을 공유하거나 관심사를 공유하는 것도 가능해진다. 좋아하는 것을 보여주기도 하고, 자랑도 하며, 다른 사람이 말하는 것에 관심도 많고, 어린이집에서 있었던 일을 이야기할 수도 있다. 또 '왜'라는 질문이 쏟아지면서 논리적 활동의 기초가 시작되고, 언어 발달과 함께 인지적 발달도 비약적으로 이루어진다.

36개월 전후 언어 발달 체크포인트

- 표현 어휘가 20개가 안 됨. ☐

- 2개 단어를 결합해서 말하지 못함.(예: 물 줘) ☐

- 손짓하면서 "이리 와." 할 때 반응하지 못함. ☐

- "컵에 우유 없다."라는 말을 이해하지 못함. ☐

- "우유 마실래? 주스 마실래?"라고 물었을 때 선택할 수 없음. ☐

- 한 개의 사물에 대해 2가지 지시를 수행하지 못함.(예: ○○를 꺼내서 책상 위에 둬) ☐

- 아이가 말할 때 엄마와 다른 가족이 이해할 수 없음. ☐

언어 발달 지연이 의심된다면

체크포인트에 따라 아이를 테스트했더니 문항의 절반 이상 체크되어 아무래도 발달 정도가 늦은 것 같거나, 정확하게 판단하기 어렵다면 전문 의료기관에서 언어평가를 해보는 것도 좋다. 언어평가는 국가자격증인 언어 재활사 자격을 가진 전문가가 아동과 일대일 평가를 하고 보호자와 상담하는 과정으로 진행한다. 나이에 따라 검사 종류가 다르고, 현재 언어 발달 수준에 따라 검사를 선택할 수도 있다. 언어 발달 지연이 걱정될 때는 단순히 관찰만 하기보다는 공식 평가를 받아 발달 정도를 정확하게 파악하고, 그것에 맞게 대처하는 것이 중요하다.

영유아 (~36개월)	언어 발달 선별 검사 (K-SNAP), 간접 평가, 부모 상담	영유아 언어 발달 검사 (SELSI)	맥아더-베이츠 의사소통 발달 평가 (K-MBCDI)
취학 전	취학 전 아동의 수용언어 및 표현언어 발달 척도 (PRES)	수용 및 표현 어휘력 검사 (REVT)	
취학 후	구문 의미 이해력 검사	언어 문제 해결력 검사	수용 및 표현 어휘력 검사 (REVT)
조음 문제	우리말 조음 음운 평가 (U-TAP)	아동용 발음 평가 (APAC)	
읽기 및 유창성 문제	한국어 읽기 검사 (KOLRA)	파라다이스-유창성 검사 Ⅱ (P-FA-Ⅱ)	한국어 이야기 평가 (KONA)

언어 발달 지연, 기다리면 좋아질까?

언어 발달에 관해 얘기할 때 중요한 것은 부모님 세대, 혹은 조부모님 세대와 비교하지 않고, 현재를 살아가는 또래 아이와 비교해야 한다는 점이다. 옛날에는 말이 느려도 주위 어른이나 친구들과 함께 뛰어놀면서 언어적 상황에 자연스럽게 반복적으로 노출돼, 크게 뒤처지지 않고 천천히 따라갈 수 있었다. 하지만 지금은 돌 무렵부터 미디어에 노출되고, 자극적이고 즉각적인 반응을 받는 환경에 둘러싸여 있어서, 사람과 언어적 소통을 충분히 하지 못하고 자랄 수 있는 시대가 됐다. 말을 못하는 아기도 터치해서 유튜브를 보고, 영상과 노래로 다양한 자극을 받는데, 이런 자극은 쌍방 소통이 안 되고 일방적인 자극이라 언어 발달에 부정적인 영향을 준다. 시각적인 다양한 자극이 넘쳐나는 환경은 아이의 언어 발달을 오히려 저해할 수 있다.

'아이가 말문이 좀 늦게 트일 수도 있지. 말이 늦은 아이가 트이기만 하면 청산유수가 된다'고 믿고, 마냥 기다리기만 하면 어떻게 될까? 물론 어린이집이나 유치원에서 모방이나 상호작용을 통해 자연스럽게 언어 발달을 따라잡을 수 있다면 가장 좋다. 하지만 아이의 머릿속 생각은 점점 확장되는데, 이를 표현할 수단인 언어가 따라주지 않으면 아이 본인이 제일 답답하다. 인지적으로 아주 똑똑한 아이인데, 표현할 수 있는 단어가 부족하니 답답해서 한숨을 쉬고 가슴을 치기도 한다. 답답한 마음에 말하기를 포기하는 아이가 있는가 하면, 말이 안 나오니 행동이 먼저 나가서 친구를 밀거나 때리는 아이도 있다. 언어라는 수단으로 자신을 표현하고 관계를 맺어야 하는데, 이 수단이 없으니 다른 것을 사용하고 마는 것이다.

다른 발달 상황도 같이 확인해야

아이가 언어 발달이 느린 데는 다양한 원인이 있을 수 있다. 그래서 발달 전문가를 만나 전반적인 발달 상황을 확인하고, 치료해야 할 부분은 없는지도 점검해야 한다. 언어가 느리면 언어 치료를 받으면 될 것 같지만, 말만 느린 것이 맞는지, 말이 느린 이유는 무엇인지, 언어 외에 다른 발달에는 어려움이 없는지도 반드시 확인해야 한다. 우리가 배가 아프면 위장약을 제일 먼저 찾지만, 병원에 가면 위뿐만 아니라 식도나 대장, 소장 등 소화기를 전체적으로 확인한 후 진단하고 처방하는 것처럼 말이다.

언어 발달의 골든타임은?

아이 발달에는 골든타임이 있다. 언어 발달도 마찬가지다. 뇌는 6세 이전에 성인의 80%까지 발달하고, 뇌 무게가 성인과 비슷해진다. 특히 언어는 24~36개월 사이에 단어 수가 1,000개 정도로 폭발적으로 늘어난다. 발달은 각 영역이 따로 떨어져 있지 않고, 언어라는 기본 바탕을 통해 다른 발달 영역도 확장될 수 있어서, 언어 발달의 골든타임을 놓치면 전반적인 발달도 제한될 가능성이 있다.

아이가 말이 느리면 부모는 '내가 잘 놀아주지 못해서 그런가?' 자책하고, '아이가 말이 느려서 어린이집에서 기죽으면 어떡하지?' 걱정한다. 하지만 발달에는 개인차가 분명히 있다. 느리게 배우는 아이는 있어도 못 배우는 아이는 없다. 지금 우리 아이가 늦다고 해서 나중에도 늦을 것이라는 걱정은 하지 말자. 아이 속도에 맞춰 부모가 할 수 있는 역할을 매일 꾸준히 하다 보면 어느새 아이는 괄목상대할 정도로 성장해 있을 것이다. 아이의 언어 발달을 촉진하기 위해 집

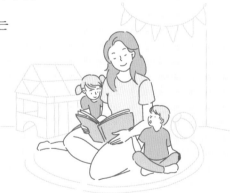

에서 할 수 있는 간단한 방법을 소개한다.

언어 발달을 돕는 다섯 가지 방법

① 아이의 얼굴을 보고 표정과 함께 이야기하기

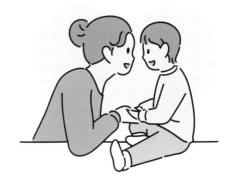

언어는 시각적 모방과 청각적 모방이 함께 필요하다. 표정과 스킨십 등 다양한 상호작용을 하면서 자연스럽게 언어 자극을 준다.

② 재밌는 의성어, 의태어를 사용하여 반복해서 말하기

재밌는 소리, 쉬운 소리부터 시작한다. 꽥꽥, 붕붕, 영차, 까르르~ 부터 시작해보자.

③ 아이가 놀고 있을 때, 라디오의 스포츠 중계인 되기

"우와~ 우리 철수가 붕붕이를 타고 있네. 붕붕~" 하고 아이 상황을 말로 표현한다.

④ 또래와 상호 작용을 늘리기

성인이 아닌, 또래와 의사소통하면서 다양한 자극을 받을 수 있도록 한다.

⑤ 아이 수준에 맞춰 말하기

너무 많은 질문, 너무 긴 문장, 너무 빠른 속도는 좋지 않다. 자주 쓰는 단어들을 반복한다.

두뇌 발달로 알아보는 영어 공부 적기

영어는 정말 평생 고민거리예요. 우리 아이만은 이런 걱정을 물려주고 싶지 않아요. 언제부터 영어를 시작하는 게 좋을까요?

외국어를 시작하는 시기가 점점 빨라지고 있는데, 빨리 시작한다고 더 잘 배우는 건 아니랍니다. 뇌가 받아들일 준비가 됐을 때 시작하는 게 제일 좋아요. 언어 학습과 관련된 뇌 영역은 4~6세는 되어야 활성화됩니다. 영어를 가르치고 싶다면 이 시기에 시작하는 걸 추천해요.

이중 언어 노출이 좋다는데, 우리 아이는?

외국어, 특히 영어 교육에 대한 관심은 세대가 거듭돼도 변함이 없고, 오히려 시작 시기가 더 빨라지고 있다. 부모가 국제결혼을 해서 이중 언어에 자연스럽게 노출된 아이가 2개 국어로 소통하는 것을 보면 영어를 빨리 시작할수록 좋지 않을까 하는 생각도 든다. 영어 교육은 언제부터 시작하면 가장 좋을까? 해답은 언어와 관련된 뇌 영역의 발달 시기에서 힌트를 얻을 수 있다.

뇌에는 언어 발달에 중요한 역할을 하는 영역이 두 곳 있는데, '베르니케 영역

Wernicke area'과 '브로카 영역Broca area'이다. 대뇌의 왼쪽 측두엽에 있는 베르니케 영역은 언어를 듣고 이해하는 과정을 담당하며, 2세가 되면 활성화된다. 그래서 2세 아이는 간단한 문장을 말할 수 있고, 그림책을 읽어주면 귀 기울여 듣는다. 대뇌의 왼쪽 전두엽에 있는 브로카 영역은 문법적 기능을 수행해서 언어를 구사하는 과정을 담당하는데, 4~6세가 되어야 활성화된다. 그래서 4살이 되면 반대말과 전치사를 알고 줄거리가 있는 말을 할 수 있다. 베르니케 영역이 '사전'과 같은 역할을 한다면, 브로카 영역은 '문법책'과 같은 역할을 한다. 즉, 아이의 뇌는 6~7세 이전에 문법 규칙을 최대한 흡수할 수 있고, 이후 사춘기가 될 때까지 문법을 익힐 수 있는 능력이 감소하다가 성인 초기가 되면 언어를 배울 수 있는 결정적 시기는 끝나고 만다. 성인이 되면 외국어 배우기가 더 힘든 것이 바로 이 때문이다.

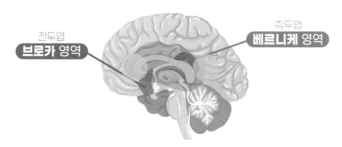

언어 발달에 중요한 두뇌 영역

영어 교육과 관련해 또 하나의 고민은 동영상이다. 동영상은 최소 2세까지는 보지 않는 게 좋고, 이후에 동영상을 보여준다면 영어 동요를 보는 것을 추천한다. 영어 동요 중에서도 같은 단어가 반복되는 'Twinkle twinkle little star' 같은 노래가 좋다. 영어 교육에 가장 중요한 선생님은 부모다. 엄마, 아빠와 함께 배운 내용을 같이 따라 하고, 책을 읽고, 노래를 부르며 반복해야 효율적인 학습이 된다.

우리 아이 키, 얼마나 더 클까?

초등학교에 입학했는데 운동장에 선 걸 보니, 키가 앞에서 두 번째입니다. 이렇게 작은 줄 몰랐는데 걱정이에요.

요즘은 한 반에 같은 성별의 아이 수가 많지 않아서 반에서 몇 번째인지가 그렇게 중요하지 않아요. 영유아 건강검진의 키 백분위가 가장 정확합니다. 키 백분위수가 직전 검진과 비교해서 10~25 이상 감소했다면 성장 검사를 해볼 필요가 있어요. 뼈 나이를 측정하고, 혈액 검사를 해보면 얼마나 성장할지 어느 정도 예측할 수 있습니다.

성장을 예측하기 위해 필요한 검사

부모 세대는 학교 다닐 때 키 순서로 번호를 매겼다. 요즘은 키가 아니라 가나다 순으로 번호를 정하고, 남학생은 앞번호, 여학생은 뒷번호로 하는 관습도 사라지고 있다. 하지만 아이들은 안다. 내 키가 반에서 몇 번째쯤 되는지. 그런데 초등학교, 특히 저학년은 이런 줄 세우기가 정확하지 않다. 아이 월령이 많게는 12개월까지 차이 나는데, 성장이 왕성한 시기에는 키 차이도 아주 클 수 있다. 또 한 반에 같은 성별의 아이가 많아야 15명이라 그 안에서 순서를 매기는 것이 별 의미가 없을 수 있다.

아이의 키 성장 정도를 정확하게 파악할 수 있는 자료는 영유아 건강검진 결과다. 검진 후 받는 결과 통보서에는 아이의 신체 계측이 첫머리에 나오는데, 키와 몸무게, 머리둘레, 체질량지수가 백분위로도 나온다. 백분위수는 같은 성별과 같은 나이의 영유아 100명 중에

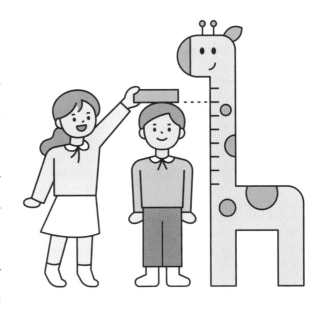

서 작은 쪽부터 순서를 매긴 것으로, 백분위수가 20이라면 앞에서 20번째고, 60이라면 앞에서 60번째를 말한다. 아이가 초등학교 들어갈 무렵에 하는 검진은 7차(54~60개월)와 8차(66~71개월)다. 이 시기 검진율은 87%(2021년)에 달하므로, 상당히 믿을 수 있는 통계다. 아이가 매 검진에서 백분위수가 비슷하게 나온다면, 꾸준히 잘 자라고 있다고 볼 수 있다. 그런데 갑자기 키 백분위수가 10~25 이상 감소했다면 병원에 가서 정밀 평가를 받는 것이 좋다.

8차 검진을 마치고 초등학교 입학을 앞둔 아이라면 6개월~1년에 한 번씩 소아내분비를 전공한 소아청소년과 전문의가 있는 성장클리닉에서 정기검진을 받는 것을 추천한다. 병원에서는 필요하다면 성장판 검사를 통해 뼈 나이를 확인하고, 혈액 검사로 건강 상태를 평가한다. 검사 후에는 아이의 성장을 돕는 여러 방법을 찾을 수 있다.

또 집에서 부모님이 직접 아이의 키 백분위수를 확인할 수도 있다. 질병관리청에서 운영하는 국민건강영양조사 사이트에 들어가면 성장도표 코너가 있다. 그곳에서 소아청소년 성장도표를 확인해보자. 만 18세까지, 성별, 월령별로 백분위수가 수록돼 있어 집에서 측정한 키를 대입해 백분위수를 알 수 있다. 또한 측정계산기 코너에서 직접 우리 아이의 성장 상태를 체크할 수 있으니 활용해보자. 이곳에서 확인한 우리 아이 성장 정보는 꾸준히 기록해두자. 어느 날 성장에 문제가 생겨 성장클리닉을 방문해야 할 때 정확한 진료를 받을 수 있는 자료가 되어줄 것이다.

소아청소년 성장도표
QR코드를 통해 온라인상에서 소아청소년 성장도표를 확인할 수 있다.

성장 상태 측정계산기
QR코드를 통해 온라인상에서 우리 아이의 성장 상태를 측정해보자.

성장통, 아프면서 크는 아이

요즘 들어 아이가 밤마다 다리가 아프다고 울어요. 성장통 같은데
부모가 해줄 수 있는 게 뭘까요?

다리가 아프다고 할 때는 진짜 성장통이 맞는지, 다른 원인이 있는 건 아닌지
부터 확인해야 합니다. 다른 원인이 없고, 성장통이라면 아이가 많이 아파할
때 진통제를 먹여도 돼요. 성장통이 심한 아이는 비타민D가 부족할 수도 있
으니, 이를 보충해주세요.

다리가 아프다고 다 성장통은 아니다

아이가 자다가 별다른 이유 없이 다리가 아프다고 끙끙대거나 칭얼거리면 '성장
통'이니 곧 좋아질 것이라고 달랜다. 그런데 아이가 밤마다 아프다고 우는데, 최근에
는 정도가 너무 심해서 진통제까지 먹는다며, 이 정도로 아픈 것도 성장통이 맞느냐
고 병원에 오는 부모도 있다. 다리가 아프다고 다 성장통은 아니지만, 이 경우는 성
장통이 맞다. 성장통은 통증이 심해서 자다가 깰 수도 있고, 30분 이상 통증이 지속
되기도 한다. 이럴 때는 진통제를 먹는 게 좋다.

성장통이라는 용어가 의학계에 쓰인 지 200년도 더 됐지만, 아직 원인도, 확실한 치료 방법도 규명되지 않았다. 그래서 학자들이 '뼈와 근육의 기능을 유지하는 영양소를 보충하면 좋아지지 않을까' 하고 연구했더니, 성장통이 비타민D와 관련이 있는 것이 밝혀졌다. 진통제를 복용할 정도로 성장통이 심한 아이들을 검사해보니 비타민D가 부족한 경우가 많았고, 비타민D를 보충했더니 통증이 줄었다고 한다. 우리나라도 역학조사를 해보면 건강한 어린이와 청소년의 70~90%가 비타민D가 부족하다고 하니, 성장통이 의심될 때는 비타민D를 복용할 것을 추천한다.

아이가 갑자기 다리가 아프다고 할 때 성장통인지 아닌지 구별하는 기준이 있다. 밤에 아프고, 양쪽 다리가 다 아프면 성장통일 가능성이 크다. 그런데 밤이 아니라 아침에 다리가 뻣뻣하면서 아프고, 아픈 부위에 발갛게 열감이 있거나, 통통 붓거나, 아파서 절뚝거린다면 단순 성장통이 아니라 다른 질환이 있을 가능성이 크다. 이때는 정형외과보다는 소아청소년과에 가는 것을 추천한다. 물론 다리에 외상이 있다면 정형외과를 먼저 가야 하지만, 그렇지 않을 때는 유전이나 면역 이상에 의한 자가면역질환이나 감염, 드물게는 암도 의심해봐야 하므로 소아청소년과가 더 적합하다.

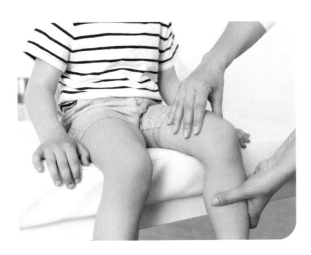

구부정한 자세, 혹시 척추측만증?

학교 가는 아이 뒷모습을 보니 한쪽 어깨가 처져 있어요.
혹시, 척추측만증일까요?

사람은 누구나 완벽한 좌우 대칭이 아니고, 조금씩 어긋나 있지요. 척추측만
증이 걱정되면 상의를 벗긴 뒤 허리를 숙여서 확인해보는 방법도 있어요. 척
추측만증으로 진단되면 척추가 휜 정도에 따라 추적 관찰만 할 수도 있고,
보조기를 쓰거나 수술로 치료할 수도 있습니다.

어깨가 구부정해서 걱정이에요

"아이 어깨높이가 달라요.", "옷소매 길이가 차이 나요.", "등이 휜 것 같아요." 이런
의문을 안고 진료실을 찾는 부모가 꼭 덧붙이는 말이 있다. "혹시 척추측만증인가
요?" 척추측만증Scoliosis이 그렇게 흔한 질환이 아닌데도 불구하고, 신문, 방송 등 대
중매체에서 자주 다루고, 진위가 확실하지 않은 척추측만증 진단이 늘었기 때문이
다. 등이 좌우 대칭이 아니고, S자형 혹은 C자형으로 굽어 보이는 것이 측만 변형,
즉 척추측만증이다. 인체는 대부분 좌우 대칭이지만, 좌우가 완전히 꼭 들어맞지는

171

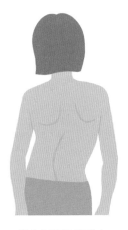
척추측만증 뒷모습

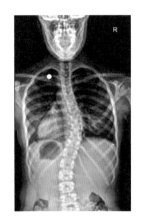
척추측만증의 엑스레이

않는다. 팔다리 굵기나 길이가 조금씩 차이 나는 것처럼, 허리가 조금 휜 경우가 드물지 않다. 측만 각도, 즉 휜 각도가 10도 미만은 정상 범위며, 10도 이상 휘었을 때 척추측만증으로 진단한다. 평소 앉는 자세가 나쁘거나, 무거운 책가방을 메고 다녀 몸통이 좀 기웃해 보이는 것은 자세 문제일 뿐, 척추측만증이 아니다. 다리 길이의 차이로 오는 측만도 마찬가지다. 이것은 기능적 측만증이라고 부르는데, 원인이 없어지면 허리도 펴지기 때문에 진정한 측만증은 아니다.

 척추측만증은 스스로 느끼는 증상이 거의 없고, 겉으로 뚜렷하게 드러나지도 않는다. 대부분 가족이 우연히 발견하고, 간혹 학교 단체 검진에서 1차 진단을 받고 병원에 오기도 한다. 외형적으로 등이 휘어 보이지만, 허리가 아프지는 않고, 성장에 영향을 미치지도 않으며, 여자아이도 출산할 때 문제 되지 않는다.

척추측만증 자가 진단법, '아담 검사'

집에서 간단하게 허리를 숙이는 것만으로도 척추측만증 여부를 확인해볼 수 있다. 아담 검사^{Adam's test}라고 하는데, 상의를 벗은 후 허리를 숙이게 하고, 등 뒤에서 높이를 본다. 오른쪽 등과 왼쪽 등의 높이가 다르면 척추측만증을 의심할 수 있고, 엑스레이를 찍어 진단한다. 이때 공통으로 쓰이는 방법이 측만 각도의 계측^{Cobb's method}이며 계측오차가 흔하다.

자녀가 척추측만증이면 혹시 유전되지 않을까 염려하는데, 유전된다, 안 된다, 확실한 결론은 안 났지만, 가족 중에 같은 병을 가진 예는 거의 볼 수 없다.

'특발성 척추측만증'과 '선천적 척추측만증'

척추측만증의 종류는 특발성 척추측만증, 선천성 측만증, 신경근육성 측만증, 증

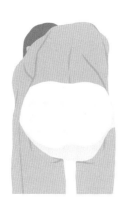

아담 검사

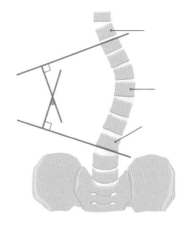

측만 각도 계측

173

후군성 측만증 등이 있다. 이중 대표적인 것이 원인 불명을 뜻하는 특발성特發性 척추측만증으로, 측만증 전체의 80%를 차지한다. 특발성 척추측만증은 전체 인구의 3~5% 정도에 이를 만큼 비교적 흔한 병이다. 연령대에 따른 특성이 있기 때문에 0~3세의 영유아기, 3~10세의 유소년기, 10세 이상의 청소년기로 나누어서 생각한다.

특히 사춘기, 초등학교와 중학교의 이행기가 정점이다. 여아는 11세~12세, 남아는 12세~15세 사이에 눈에 띄기 시작한다. 초경을 전후한 시기, 키가 성큼 자라는 시기와 겹친다. 여아가 남아보다 4~5배 더 많다.

특발성 척추측만증의 원인은 이름 그대로 아직 분명하게 밝혀져 있지 않다. 유전, 평형기관의 이상, 척추계 근육 및 신경 이상, 호르몬 이상 등이 논의되고 있으나 그 어느 것도 확실한 것은 없다. 유전을 의심하는 경우도 있지만, 실제 가족 중에 같은 병을 가진 예는 거의 볼 수 없다.

선천성 척추측만증은 척추와 관절의 기형이 원인이다. 몸을 지탱하는 척추기둥이 성장할 때 곧게 자라지 못하고 좌우 균형이 깨지면서, 한쪽으로 기우는 뒤틀림이 발생하여 일어난다. 척추뼈의 모양이 좌우가 다르거나, 예를 들면 척추뼈가 사다리꼴이거나 삼각꼴일 때, 또는 여러 개의 척추뼈가 마디 없이 덩어리가 되어 있으면서 좌우 성장이 다를 때에 나타난다. 선천성 척추측만증은 전체 척추측만증의 8~9%가량 나타나며, 여아가 남아보다 2.5배 많다. 유전 양식은 명확히 밝혀지지 않았다. 선천성 척추측만증은 유연성이 적고, 자연 경과를 예측하기 어려워 치료가 까다롭다.

선천성 척추측만증은 척추 이외의 장기에도 기형을 동반하는 경우가 있다. VATER 연합증이 대표적인 예로써, 척추 기형, 항문 직장 기형, 심장 결손, 신장 혹은 요골 이형성증 등 여러 가지 이상을 함께 가지고 있다.

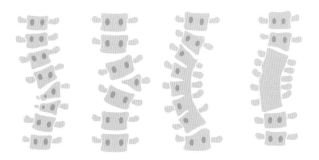

선천적 척추측만증에서 보이는 척추뼈의 기형 모습

척추측만증의 치료 방법

척추측만증 치료는 더 이상 척추가 휘지 않고, 나아가 몸통 균형을 가능한 만큼 회복시키는 데 목표를 둔다. 그밖에 폐 기능을 보존하고 외모를 개선하는 기능도 들 수 있다. 치료 방법은 척추가 휜 정도와 아이 성장 단계를 고려해 선택한다.

휜 각이 20도 미만이면 성장기 아이라도 특별한 치료가 필요하지 않다. 허리 근육을 튼튼하게 하는 스트레칭을 하면서 4~6개월마다 엑스레이를 찍어, 측만의 진행 여부를 점검하고, 성인이 되면 2~3년 간격으로 점검한다.

휜 각이 20~25도이면서 성장 기한이 남아 있으면 보조기로 치료한다. 키 성장 이 왕성한 시기와 사춘기에는 측만 각도가 증가하기 때문이다. 척추 보조기는 아이 의 성장이 끝날 때까지 여러 해 동안 하루 20시간 이상 밤낮으로 착용해야 하기 때 문에 쉽지 않은 일이다. 따라서 본인의 결심과 가족의 지지가 필요하며 때로는 심리 적인 치료를 병행할 필요도 있다. 척추 보조기는 성장과 함께 더 이상 휘는 것을 막 을 수 있을 뿐, 이미 휘어진 것을 교정하지는 못한다. 성장이 종료되는 시점에 척추 보조기 치료도 종료되며 아이 성장의 정도와 종료 시점은 골반 장골능의 성장판으로 판단할 수 있다. 골반 장골능에 나타나는 성장판의 성숙 단계는 1단계부터 5단계까지 있으며 성장판이 5단계에 이르면 성장이 종료되고 측만증도 멈춘다. 척추 보조기를 뗄 때는 한 번에 하지 않고, 하루 16시간, 하루 8시간 이런 식으로 3~4개월에 걸쳐 점차 착용 시간을 줄여가며 한다.

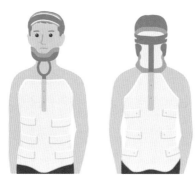

척추 보조기 치료 모습

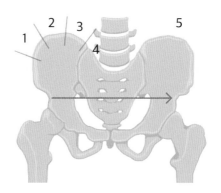

골반 장골능의 성장판 성숙 단계

휜 각이 50도 이상이거나 보조기를 했는데도 더 휘어질 때는 수술로 치료한다. 휘어진 척추 기둥을 안전한 범위 내에서 펴고, 펴진 척추 기둥을 철심으로 묶어 고정한다. 수술 후에는 척추가 부분적으로 굳어지기 때문에 허리 움직임이 제한될 수 있고, 고정된 척추 관절의 끝부분에 퇴행성 변화가 일찍 올 수 있다.

지금까지의 치료법은 원인을 찾을 수 없는 특발성 척추측만증일 때 적용하는 치료 방법으로, 척추와 관절의 기형으로 발생한 선천성 척추측만증이나 몸통을 지탱하는 근육이 마비돼 발생하는 신경근육성 척추측만증은 치료 방법이 약간 다르다. 보조기를 착용하거나 수술을 하는 것은 비슷하지만, 척추가 휜 각이나 성장에 미치는 영향 등을 고려해 치료 시기가 달라진다.

33

소아 비만

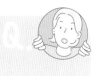

아이가 통통해서 보기 좋았는데, 클수록 걱정되네요. 조부모님은 '키 클 때 되면 살은 저절로 빠진다'고 하시며 자꾸만 더 먹이려고 하세요. 어떻게 하죠?

2세 이전의 비만은 지방 세포 수가 많아진 것이라, 커서도 비만이 될 가능성이 높으므로 잘 관리해야 합니다. 아이가 비만인지, 아니면 약간 통통한 정도인지부터 확인하시고, 비만이라면 식습관을 고쳐야 해요. 아이는 활동량이 부족한 게 아니라, 많이 먹어서 살이 찝니다. 균형 잡힌 식사를 규칙적으로 하고, 간식부터 줄이면 체중을 적정하게 유지할 수 있어요.

소아 비만이 위험한 이유

옛날에는 아이가 좀 통통하거나 살집이 있어도 크면서 살이 키로 간다고 믿었다. 또 먹을 것이 풍부하지 않아 잘 못 크는 경우가 많아서, 아이가 살쪘다고 걱정하는 부모가 별로 없었다. 하지만 요즘은 영양 과잉으로 소아 비만이 나날이 증가하고, 아이의 비만이 어떤 문제를 유발하는지 알게 되면서 소아 비만을 걱정해서 병원을 찾는 부모가 많아졌다.

아이에게 비만이 많이 나타나는 시기는 2세 이전 영아기와 5~6세 유아기, 그리고 사춘기다. 이 시기에는 지방 세포 수가 많이 증가하는데, 특히 2세 이전에 비만이 시작되는 경우에는 지방 세포 수가 빠르게 늘면서 중등도 이상의 비만이 되기 쉽다. 나중에 체중 감량을 하더라도 지방 세포 수가 줄지 않아서 요요 현상이 잘 생긴다.

사춘기 이후 시작된 비만은 지방 세포 수보다는 지방 세포의 크기가 커지는 유형이 대부분이고, 비만 정도도 심하지 않다. 2세에서 사춘기 사이에 해당하는 비만 아이는 두 가지 형태가 섞여 있으며, 고도 비만이 많아 치료하기 어렵다. 어렸을 때 비만한 아이는 성인이 돼서도 비만일 가능성이 크고, 성인과 달리 성장과 사춘기 발달에도 문제가 생길 수 있어 체중 관리가 더욱더 중요하다.

비만한 아이는 대체로 또래보다 키가 크지만, 성인이 되면 친구보다 작은 경우가 많다. 뼈 나이가 실제 나이보다 많아서 성장판이 빨리 닫히기 때문이다. 여자아이는 사춘기가 일찍 시작되고, 남자아이는 생식기가 뱃살에 묻혀 작아 보이거나 가슴에 지방이 몰려 유방이 발달한 것처럼 보이기도 한다. 비만한 아이는 목이나 겨드랑이, 사타구니 피부에 색소가 침착되기도 한다. 또 운동 능력이 떨어져 친구로부터 소외되거나, 놀림을 받고 왕따가 되어 우울 증상이 생길 수도 있다. 또 스트레스를 풀기 위해 단 음식에 집착하거나 폭식을 해 비만이 점점 더 심해지는 악순환에 빠지기 쉽다.

소아 비만의 기준

아이를 비만의 늪에서 구하기 위해서는 체중과 비만도를 정확하게 파악한 뒤 체계적인 계획과 올바른 방법으로 관리하려는 부모의 의지가 가장 중요하다. 비만을 판단하는 기준으로 가장 많이 쓰이는 방법에는 BMI(체질량지수) 계산법, 비만도 계

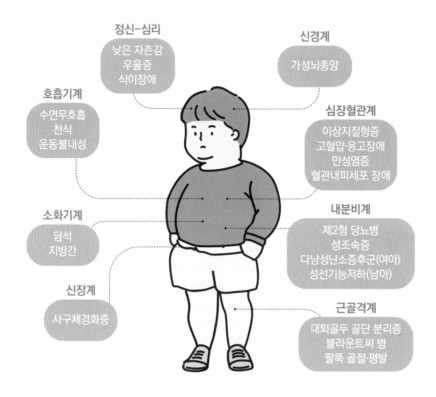

소아 비만에 동반될 수 있는 각종 질환

산법, 체성분(인바디) 분석법 등이 있다. 2세 이상부터 활용할 수 있는 BMI 계산법은 체중(kg)을 키(m)의 제곱으로 나눈 것으로, BMI가 25 이상이거나, BMI를 같은 성별의 또래 친구와 비교해 95 백분위수 이상일 때 비만으로 진단한다. 비만도는 아이 체중이 같은 성별의 신장별 표준체중을 얼마나 초과했는지를 계산한 것이다. 비만도(%)={(실제 체중-신장별 표준체중)/신장별 표준체중}×100으로 구한다. 이렇게 구한 비만도가 20%를 넘으면 비만으로 판단한다.

$$BMI = \frac{키(m)\times 2}{체중(kg)}$$

$$비만도 = \frac{(실제 체중 - 신장별 표준체중)}{신장별 표준체중} \times 100$$

이상의 몇 가지 기준을 통해 아이가 비만, 그중에서도 고도비만에 해당한다면, 병적인 비만이 아닌지부터 병원에서 확인하자. 그리고 식단 조절과 운동으로 체중 관리를 시작해야 한다. 이때부터 부모 의지가 가장 중요하다. 성인이라면 다이어트약도 있고, 시술이나 수술도 고려할 수 있지만 아이는 그럴 수 없다. 또 건강한 성장을

	개월	남자 95백분위수	여자 95백분위수
BMI (체질량지수) 백분위수	126	23.7	22.9
	120	23.1	22.4
	114	22.6	21.9
	108	22	21.5
	102	21.3	21
	96	20.7	20.4
	90	20.2	20
	84	19.8	19.5
	78	19.2	19.1
	72	18.8	18.7
	66	18.5	18.4
	60	18.3	18.2

위해서는 급격하게 체중을 줄여서도 안 되며, 최소한 사춘기가 지날 때까지 꾸준히 바른 생활을 유지해야 하므로 그만큼 더 큰 노력과 끈기가 필요하다.

소아 비만을 예방하는 간식

다이어트는 식단 조절이 9할이라는 말이 있다. 특히 아이는 운동량이 부족하기보다는 많이 먹어서 살찌는 경우가 대부분이라 간식만 안 먹어도 체중 관리가 된다. 하지만 달콤한 간식의 유혹을 쉽게 떨칠 수 있는 아이는 거의 없다. 조금이라도 살이 덜 찌는 간식, 몸에 덜 해로운 간식을 먹어야 체중을 줄일 수 있다.

간식은 식사와 식사 사이, 오전과 오후에 한 번씩 규칙적으로 먹는 습관을 들여야 한다. 보통 정도의 활동을 하는 4~6세 아이라면 하루에 1,400~1,600칼로리를 섭취할 것을 권장하며, 간식은 하루 칼로리의 20%를 두 번에 나누어 먹으면 적당하다. 즉 한 번에 먹는 간식은 140~160칼로리가 된다. 좋은 간식은 과일이나 우유, 고구마, 옥수수 등 가공하지 않은 음식이다. 같은 칼로리라도 영양소의 질이 다르기 때문이다. 우유는 100ml에 65칼로리, 사과 반 개는 50칼로리, 딸기는 중간 크기 5~6개가 30칼로리 정도다.

아이가 원하는 빵이나 과자, 젤리, 초콜릿, 아이스크림을 줄 때는 질 좋은 간식을 골라 적당한 양을 주자. 대량으로 구매해서 집에 쌓아둬서는 안 된다. 눈에 보이면 더 먹고 싶고, 숨겨두면 찾아서라도 먹으니 조금 단가가 비싸더라도 한 봉지 양이 적은 것이 좋다. 작은 봉지로 먹으면 섭취량이 줄어드는 것은 물론, 한 봉지를 다 먹었다는 만족감을 느낄 수 있어 좋다. 칼로리를 줄이는 것 못지않게 중요한 것은 당 함량과 합성첨가물이다. 당 함량이 낮고, 합성첨가물 대신 과일이나 채소를 동결건조

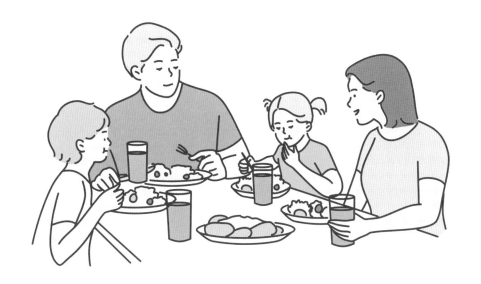

한 분말로 맛을 낸 것이 낫다.

마지막으로 소개하고 싶은 간식은 저탄수화물 빵이다. 완전 채식주의자인 비건 vegan을 위한 간식으로, 우유와 달걀, 버터, 그리고 정제 탄수화물인 글루텐이 들어 있지 않고, 설탕도 없다. 단, 요즘 저탄수화물 고지방 식단으로 체중을 관리하는 사람이 많아지면서 저탄수화물 빵이지만 지방이 많이 들어 있는 칼로리가 높은 제품일 수도 있으므로 영양 성분표를 확인하고 고르자.

무엇보다 우리 아이 체중 조절에 중요한 점은 가족 모두가 함께 건강한 식습관을 지켜나가야 한다는 것이다. 절대로 아이를 혼자 외롭게 해서는 안 된다.

화면 많이 보는 우리 아이, 시력 발달에 문제없을까요?

아이가 스마트폰이나 태블릿PC를 보다가 자주 눈을 비비고,
사물을 볼 때 눈을 찡그리곤 해요. 괜찮을까요?

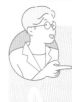

눈을 비비고 찡그리는 원인은 여러 가지가 있어요. 이런 증상은 눈에 이상이 있다는 신호이므로 병원에서 검진해보셔야 합니다. 눈에 별다른 증상이 없어도 4세쯤에는 시력검사를 해서 혹시 이상이 있는지 확인해보세요. 약시나 사시는 어릴 때 치료해야 효과가 좋고, 특히 약시는 6~7세만 넘어도 치료 효과가 떨어질 수 있어요.

아이 시력검사 하는 법

엄마는 아기가 태어나자마자 눈을 맞추고 이야기를 들려주지만, 사실 신생아는 엄마를 잘 보지 못한다. 물체를 어렴풋이 볼 수는 있으나, 아직은 흐린 흑백사진처럼 보이고, 사물을 뚜렷이 주시하지 못한다. 출생 직후 시력은 0.05 정도다. 3개월쯤 지나면 2~3m 떨어진 물체를 알아볼 정도로 시력이 발달하고, 색깔도 구별할 수 있어 컬러로 가득한 세상을 본다. 이때부터는 엄마와 눈 맞춤도 가능하다. 2~3세쯤이면 시력이 0.6에 도달하고, 6~7세면 성인의 정상 시력인 1.0까지 발달한다. 그래서

6~7세 전에 약시나 사시, 굴절 이상은 없는지 확인해야 한다.

다행히 우리나라는 영유아 건강검진을 통해 시력 이상을 조기에 검진할 수 있으므로, 빠뜨리지 말고 꼭 검진받자. 영유아 건강검진은 5차(30~36개월)까지는 시각 문진과 손전등 검사를 하고, 6~8차(42~71개월)는 시각 문진과 함께 시력표를 이용한 시력검사도 한다. 시력표를 보지 못하는 아이는 굴절력 검사로 시력검사를 할 수 있다. 굴절 이상은 눈에 맺히는 초점이 선명하지 않아 사물이 흐리게 보이는 근시,

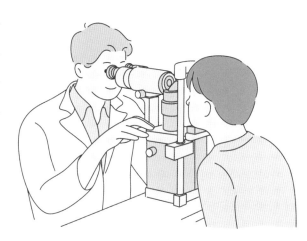

원시, 난시를 말하며, 정도가 심하면 시력이 정상적으로 발달하지 않는 약시를 유발할 수 있다. 굴절력 검사는 카메라처럼 생긴 기기를 이용해 검사하는데, 소아청소년과나 안과에서 할 수 있다.

스마트기기와 시력의 상관관계

4세 정도에는 시력이 잘 발달하는지 시력검사를 하는 게 좋고, 눈이 나쁘다고 의심되는 증상이 생기면 안과 검진을 받아야 한다. 눈을 자주 비비거나 사물을 볼 때 눈을 찡그리거나 TV나 책을 가까이서 보려고 하는 등의 증상이 있으면 검진이 필요하다. 최근에는 어릴 때부터 스마트폰이나 태블릿PC 사용 시간이 늘면서 근시가 증가하고 있다. 사물이 또렷하게 잘 보인다는 것은 안구 안쪽 망막에 초점이 선명하게 맺히는 것을 말한다. 눈(안구)의 앞쪽에는 수정체가 있어 카메라 렌즈와 같은 역

할을 한다. 우리가 보는 사물의 거리에 따라 수정체의 두께를 두껍게 혹은 얇게 조절해서 사물의 상이 망막에 또렷하게 맺히게 한다. 근시는 초점이 망막 위에 맺히지 않고 앞쪽에 맺히는 것을 말한다. 스마트기기를 많이 사용하면 가까운 곳을 보느라 수정체가 두꺼운 상태로 오래 있게 되면서 거리에 따라 수정체의 두께를 조절해 초점을 잡는 능력이 떨어져 근시가 된다. 따라서 시력을 지키려면 근거리를 본 후에는 눈이 충분히 쉴 수 있게 해야 한다. 20분 정도 스마트기기를 봤다면 최소 1분 정도는 창밖을 보는 등 먼 곳을 쳐다보며 눈을 쉬게 해야 근시가 되는 것을 막을 수 있다.

약시, 4세 이전에 치료 시작해야

아이의 시력 이상 중에 반드시 확인해야 할 또 한 가지는 약시다. 약시는 각막이나 망막, 시신경 등 눈 자체는 정상이지만, 안경을 쓰고 시력검사를 해도 교정시력이 1.0이 나오지 않는 것으로, 양쪽 눈의 교정시력이 시력표상 두 줄 이상 차이가 나는 것을 말한다. 사시가 있거나 양쪽 눈의 굴절률이 다르면 한쪽 눈은 선명하게 보이지만 다른 쪽은 뿌옇게 보여, 잘 보이는 쪽 눈만 계속 쓴다. 이것이 오래되면 잘 안 보이는 쪽의 시력이 발달하지 않아 약시가 된다. 약시는 건강한 눈을 가려 약시인 눈을 강제로 쓰게 하는 가림치료를 많이 하고, 근시와 원시, 난시 같은 굴절 이상이 있으면 이를 교정하는 안경을 쓰기도 한다. 4세 이전에 치료를 시작하면 좋은 결과를 볼 수 있지만, 6~7세가 지나 시작하면 치료 효과가 떨어지고, 10세 이후는 치료가 어려우므로, 조기에 발견해 치료를 시작하는 것이 제일 중요하다. 가림치료는 아이가 적응하기 쉽지 않은 만큼 부모가 꾸준히 확인하고, 지지해줘야 한다.

안경 쓰면 눈이 더 나빠질까?

약시를 치료할 때 안경을 쓴다고 했는데, 아이가 안경을 쓰는 경우가 또 있다. 사시와 굴절 이상이다. 사시는 두 눈이 똑바로 정렬되지 않는 상태, 즉 어떤 물체를 볼 때 한쪽 눈의 시선은 물체를 향하지만, 다른 쪽 눈은 물체를 향하지 못하는 것을 말한다. 사시는 수술로 교정하는 경우도 있고, 특수 프리즘 안경을 써서 교정할 수도 있다. 그리고 아이가 안경을 쓰는 가장 흔한 이유는 굴절 이상, 즉 근시와 원시, 난시다. 2세 이전이라도 상당한 근시가 발견되면 안경을 쓸 수 있지만 대부분 6~12세에 안경을 쓰기 시작한다. 근시는 가까운 물체는 잘 보이지만 멀리 있는 물체는 흐릿하게 보이고 원시는 근시와 반대로 먼 물체는 잘 보이지만 가까이 있는 물체가 흐릿하게 보인다. 난시는 각막 표면이 불규칙해서 거리와 관계없이 모든 사물이 흐릿하게 보인다. 초등학생은 칠판 글씨가 잘 안 보여서 근시를 발견하는 경우가 많다. 또 아이가 자주 머리가 아프다고 하거나 성적이 떨어질 때도 안과 검진을 해보는 것이 좋다.

아이가 안경을 착용하면 시력이 더 나빠지거나 안경에 더 의존하지 않을까 걱정하는 부모도 있는데, 안경을 쓴다고 시력이 나빠지는 일은 없다. 반대로 시력에 이상이 있는데 안경을 쓰지 않으면, 정상적인 시력 발달에 문제가 생길 수 있고, 영구적인 약시로 이어질 수도 있다. 안경을 쓸 때는 안경테도 중요하다. 양쪽 눈이 렌즈 뒤쪽 중앙에 위치하게 하는 안경테를 써야 하며, 안경에 끈을 달아 목에 걸거나 안경다리 팁을 추가하면 아이가 편하게 쓸 수 있다. 스포츠 활동을 할 때는 스포츠용 안경을 따로 구입해 쓰는 것이 안전하고 효과적이다.

요즘 아이들, 언제 초경이 시작되나요?

딸아이가 또래보다 키가 커서 초경도 일찍 하지 않을까 걱정돼요.

요즘 아이의 초경 연령은 부모 세대보다 한두 살 빨라졌어요. 초등 4~5학년에 초경을 하는 아이도 흔해요. 아이가 질 분비물이 증가한 뒤 6~12개월 후에 초경을 할 가능성이 높습니다. 이 시기에 미리 초경에 대해 이해시키고, 뒤처리 방법도 알려주면 아이가 당황하지 않고 초경을 맞이할 수 있어요.

점점 빨라지는 초경, 11~13세 많아

사춘기가 빨라지고, 초경 나이도 점점 내려오면서 여자아이의 초경을 걱정하는 부모가 많다. 혹시 또래보다 너무 빨라서 친구 사이에 곤란을 겪거나 뒤처리에 실수하지 않을까, 또 너무 늦으면 성장에 문제가 있는 것은 아닌지 염려된다. 약 200년 전만 해도 서구의 초경 나이는 17세로 지금보다 다섯 살 이상 늦었고, 1960년대 들면서 13세로 빨라졌다. 우리나라의 초경 나이 역시 점점 빨라져서 1990년대 출생한 아이는 12.6세이고, 2000년대 출생아는 12세 아래로 내려왔다. 아이가 11~13세에 초경을 시작했다면 또래 친구들과 비슷하다고 볼 수 있다. 이처럼 초경 나이가 빨라지는 것은 식생활의 변화가 가장 큰 원인으로 추측된다.

아이가 초경을 하기 전, 즉 몸이 초경을 준비하는 시기에는 가슴에 멍울이 맺히는 것과 같은 2차 성징이 나타나면서 질 분비물이 증가한다. 2차 성징이 있으면서 질 분비물이 증가하면 6~12개월 후에 초경을 할 가능성이 높으므로 아이에게 초경에 대해 알려주고, 청결 유지법과 뒤처리 방법도 설명해주는 것이 좋다. 하지만 질 분비물은 감염에 의해서 나올 수도 있으므로 이 역시 주의해서 살펴봐야 한다. 질 분비물이 진한 노란색이거나 녹색이면서 냄새가 나고, 외음부가 가렵거나 따갑다면 감염을 의심해봐야 한다. 질 감염을 예방하기 위해서는 평소 깨끗하고 통풍이 잘되는 면 속옷을 입히고, 아이가 분비물 때문에 불편해할 때는 병원을 방문해 자연스러운 사춘기 과정인지, 치료가 필요한 상태인지 확인해보자.

초경과 관련해 또 많이 궁금해하는 것은 키 성장이다. 여자아이는 초경 이후에 키가 많이 자라지는 않으며 성장이 완전히 멈출 때까지 대략 4~6cm 정도 더 자란다. 하지만 초경 당시의 뼈 나이는 사람마다 차이가 꽤 있으므로 엑스레이로 뼈 나이를 확인해보는 것이 성장을 예측하는 데 도움이 된다.

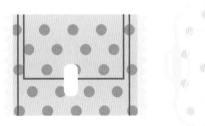

포경수술 꼭 해야 하나요?

친구 모임에서 아들이 포경수술을 안 했다고 하니 다들 깜짝 놀라네요. 포경수술 꼭 해야 하나요?

한동안 신생아 포경수술을 많이 했는데, 요즘은 권하지 않습니다. 물론 포경수술이 꼭 필요한 경우도 있어요. 귀두포피염을 자주 앓거나 감돈포경이 좋아지지 않을 때는 포경수술을 합니다. 사춘기가 됐는데도 포피가 귀두 쪽으로 젖혀지지 않으면 장단점을 충분히 고려해서 포경수술 여부를 결정합니다.

포경수술이 꼭 필요한 두 가지 경우

10년 전만 해도 남자아이는 필수적으로 해야 한다고 여기던 포경수술이 이제는 선택 사항이 되고 있다. 포경수술을 한 남성은 2000년 86.7%에서 2016년 27.7%로 크게 감소했다. 하지만 여전히 부모는 포경수술을 해야 하는지, 한다면 언제 하는 게 좋은지 고민한다. 포경수술은 꼭 필요한 경우에만 하라고 하는데, '꼭 필요한 경우'가 과연 언제인지 정확하게 알지 못하기 때문이다.

사춘기 이전에 포경수술이 꼭 필요한 경우는 두 가지다. 첫째, 음경의 끝부분인 귀두와 귀두를 덮고 있는 포피에 염증이 생기는 '귀두포피염'이 반복해서 생길 때다.

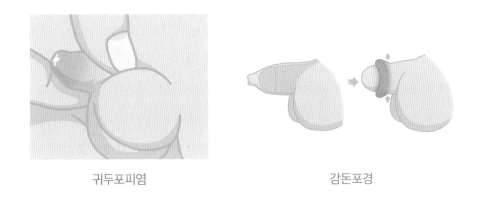

귀두포피염 감돈포경

귀두포피염에 걸리면 요도 끝이 발갛게 붓고 아프며, 농성 분비물이 나오기도 한다. 아기에게 흔한데, 기저귀를 차고 있거나 음경을 만지작거리면 감염되기 쉬우며, 대부분 항생제와 소독으로 잘 치료된다. 귀두포피염이 1년에 2~3번 이상 재발하면 포경수술을 고려하는 게 좋다. 포경수술이 필요한 두 번째 경우는 감돈포경嵌頓包莖으로, 포피가 귀두 뒤쪽으로 젖혀져 좁은 포피륜이 음경을 조이면서 원래 위치로 돌아오지 못하는 상태를 말한다. 감돈포경이 지속되면 림프액 순환이 원활하지 않아 음경이 부풀어 오르고 심하게 아프다. 이때는 귀두와 포피를 압박하면 부종이 빠지면서 자연스럽게 원래대로 포피가 귀두를 덮는데, 그렇지 않으면 포경수술을 해야 한다.

신생아 포경수술, 굳이 하지 않아도 돼요

포경은 음경꺼풀(포피)의 입구가 좁아져 귀두 뒤쪽으로 젖혀지지 않는 상태를 말한다. 포경수술은 포피 끝부분을 잘라내(포피 환상절제술) 귀두 일부를 노출시킨다. 포경수술을 하면 귀두와 포피를 깨끗하게 하는 위생상 이점이 있다고 해서 어릴 때

191

포경수술을 하기도 한다. 그런데 신생아는 포피가 귀두와 붙어 있는 것이 정상이다. 신생아의 약 4%만 포피가 귀두 뒤쪽으로 완전히 젖혀지고, 50%는 요도 입구만 보일 정도로 젖혀진다. 따라서 신생아나 유아기에 억지로 포피를 젖혀서 씻길 필요는 없다. 사춘기가 시작되는 초등학교 고학년 때 음경이 길어지면서 자연스럽게 포피가 귀두 뒤쪽으로 젖혀지므로 아이에게 불편한 증상이 없다면 이 시기까지 기다리는 것이 좋다. 만약 아이가 초등 고학년이나 중학생이 됐는데도 포피가 충분히 젖혀지지 않으면 소아 전문 비뇨기과를 방문해 포경수술의 장단점에 대해 충분히 설명 들은 후 수술 여부를 결정하는 것이 좋다.

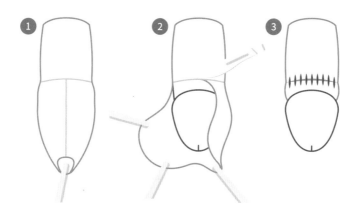

포피 환상절제술

성조숙증, 늘 걱정입니다

딸아이가 요즘 키가 부쩍 크더니 가슴에 뭔가 스치기만 해도 아프다고 해요. 성조숙증인가요?

2차 성징이 시작된 것으로 보이는데, 10세 전후라면 정상적인 발달이고, 8세 이하라면 성조숙증이 아닌지 확인해보세요. 성조숙증이라면 억제치료로 사춘기 진행 속도를 늦출 수 있습니다. 하지만 성조숙증은 질병이 아니므로, 반드시 치료해야 하는 건 아니에요.

머리에 냄새나는 우리 아이, 성조숙증일까?

성조숙증은 사춘기의 신체적, 정신적 변화가 평균보다 의미 있게 빨리 나타나는 것을 말한다. 여자아이 사춘기는 10세 경 유방이 발달하는 것으로 시작하고, 남자아이는 12세 경 고환이 커지면서 시작한다. 이런 2차 성징이 2~3년 이상 빨리 시작되면, 즉 8세 미만 여자아이가 가슴에 멍울이 잡히거나 9세 미만 남자아이가 고환이 커지면 성조숙증일 확률이 높다. 이런 증상이 없어도 이 나이대에 키가 빨리 자라는 것 같거나, 피지 분비가 늘고, 머리 냄새가 심해지며, 여드름이 난다면 성조숙

193

증을 의심해볼 수 있다. 하지만 실제로 치료가 필요한 성조숙증인지 아닌지 가정에서 부모가 판단하기에 어려운 부분이 있고, 드물기는 하지만 중추신경계 종양이나 난소 종양과 같은 질환에 의해서도 이런 증상이 나타날 수 있다. 따라서 의심되는 증상이 있으면 소아청소년과를 방문해 검사하고, 현재 이상이 없더라도 정기검진으로 아이의 성장 상태를 확인하는 것이 좋다. 다음 체크리스트 중 하나라도 해당한다면 병원에 가서 상담받기를 권한다.

성조숙증 체크리스트

- 여자아이가 8세 이전에 가슴 멍울이 만져지거나 아프다고 한다.
- 남자아이가 9세 이전에 고환이 커진다.
- 최근에 키가 아주 잘(6개월에 4cm 이상) 자란다.
- 피지 분비가 많아지고 여드름이 생긴다.
- 음모나 액모가 난다.
- 머리 냄새가 심해진다.
- 감정 기복이 심해지고 성격 변화가 보인다.
- 작게 태어났는데 친구들보다 크다.
- 엄마, 아빠 키에 비해 많이 큰 편이다.
- 엄마나 아빠가 어렸을 때 큰 편이었고, 성장이 빨리 멈추었다.
- 엄마가 초경을 일찍 했다.

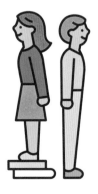

성조숙증의 치료

성조숙증은 다양한 원인이 있지만, 대부분은 특별한 원인이 없는(혹은 밝혀내기 어려운) 특발성 성조숙증이다. 특발성 성조숙증은 사춘기 진행 속도가 빨라서 또래 친구에 비해 2차 성징이 빨리 나타나고 성장판도 빨리 닫혀서, 키 성장도 빨리 멈춘다. 이처럼 성장 속도가 너무 빠를 때는 또래와 비슷하게 속도를 조절하는 이른바 '억제치료'를 한다.

이 치료의 핵심은 성선자극호르몬 방출호르몬 유도체에 작용해 성호르몬 분비를 억제함으로써 사춘기 진행 속도를 늦추고 뼈 성숙을 억제해, 가능한 한 사춘기 기간을 늘리는 것이다. 특히 여자아이는 초경을 빨리하는 데 대한 부담이 있을 수 있어서, 억제치료를 하면 심리적으로 안정되는 효과도 있다. 하지만 성조숙증이라 진단받더라도 반드시 치료가 필요한 것은 아니다. 특발성 성조숙증은 질병에 의한 것이 아니므로, 아이가 상대적으로 얼마나 빠른지 따져보고, 빨리 성장하는 것에 대한 부담감이 어느 정도인지에 따라 치료를 선택할 수 있다. 의사 소견을 참고하고 부모 의견과 아이 생각을 충분히 고려해 신중하게 선택해야 한다.

아이도 구충제 먹어야 할까?

아이 아빠가 해마다 습관처럼 구충제를 사요. 아이가 구충제를 꼭 먹어야 할까요?

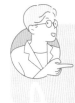 우리나라는 기생충에 관한 한 선진국입니다. 굳이 매년 챙겨 먹지 않아도 돼요. 하지만 이유 없이 배가 아프거나, 항문 주위가 가렵거나, 생식을 많이 하면 먹는 것이 좋아요.

기생충, 거의 사라졌지만

예전에는 일 년에 두 번 학교에서 채변 검사로 기생충이 있는지를 조사했고, 온 가족이 함께 구충제를 복용하기도 했다. 요즘은 음식을 충분히 익혀 먹고, 가정이나 사회 모두 위생 상태가 개선되었으며, 농업에 인분을 거의 사용하지 않으면서 기생충이 크게 줄었다. 1971년 조사에서는 국내 기생충 감염률이 84.3%였으나 40여 년 만인 2012년에는 2.6%로 급감했다. 그런데 어린이집이나 유치원에서 집단으로 요충에 감염됐다는 기사가 심심찮게 들린다. 이런 기사가 나면 '예전처럼 봄가을마다 구충제를 먹여야 하냐'는 질문을 받는데, 예전처럼 꼭 먹어야 할 필요는 없다고 설명한다. 다만 ⚠ 이유 없이 배가 아프거나 ⚠ 생식을 하거나 ⚠ 유기농 채소를 많이 먹거나 ⚠ 반려동물을 키우거나 ⚠ 항문 주위가 가려운 증상이 있으면 구충제를 먹는 것이 좋다고 경험적으로 조언한다. 어린이용 구충제는 대부분 알벤다졸과 플루벤다졸 계열로, 여러 종류의 기생충에 동시에 효과를 볼 수 있는 안전한 약이다. 알벤다졸은 2세 이상, 플루벤다졸은 1세 이상부터 복용할 수 있다. 다만 다음과 같은 경우에는 꼭 전문의와 상의한 뒤 복용해야 한다.

- 임신 준비 중이거나 임신 가능성이 있는 분
- 임신 중인 분
- 수유 중인 분
- 2세 미만 아이

구충제 효과를 극대화하려면 온 가족이 같이 먹는 것이 좋으며, 증상이 있어서 구충제를 복용할 때는 침구도 따뜻한 물에 세탁하는 것이 좋다. 요충이 있다면 구충제를 여러 번 먹어야 할 수도 있다. 요충에 감염되면 항문이 심하게 가렵고, 여자아이는 요충이 질 쪽으로 가서 질이 가렵고 따가울 수도 있는데, 밤에 가려움이나 따가움이 심해진다. 요충이 의심될 때는 주치의와 상의하고 필요하다면 검사를 받자.

아이에게 꼭 맞는 선크림

아이 피부가 약하니 선크림을 꼭 발라야 한다는 의견도 있고,
비타민D 합성을 위해서는 바르지 말라는 얘기도 있어요.
뭐가 맞나요?

햇볕을 쬐면 비타민D가 합성되는 건 맞지만, 하루에 몇 시간씩 자외선에 노출되면 피부 트러블이 생기고, 피부암 위험도 증가합니다. 아이도 마찬가지죠. 6개월~2세 아기는 물리적 자외선 차단제를 더 추천해요.

물리적 차단제 vs 화학적 차단제

뼈 성장에 필요한 비타민D를 피부에서 합성하기 위해서는 자외선이 꼭 필요하지만, 뭐든 지나치면 좋지 않다. 강한 자외선에 직접, 그리고 장시간 노출되면 일광 화상을 입어 피부가 발갛게 된다. 자외선의 영향이 수십 년 누적되면 피부가 빨리 노화되며, 피부암도 생길 수 있다. 또 노인성 눈병인 백내장의 가장 주요한 원인 역시 자외선이다. 그래서 자외선이 강한 날에는 아이도 자외선 차단제를 발라야 한다. 단 6개월 이상 아기부터 사용해야 하는데, 6개월 미만 아기는 자외선 차단제 성분을

스스로 대사하고 배설하는 능력이 없고, 피부도 얇아서 부작용 가능성이 있기 때문이다.

자외선 차단제는 주요 성분에 따라 물리적 자외선 차단제와 화학적 자외선 차단제로 나눈다. 물리적 차단제는 피부에 물리적으로 장벽을 만들어 자외선을 막고 반사하며 산화아연이나 산화티타늄이 들어 있다. 피부에 발랐을 때 잘 스며들지 않아 두껍고 끈적거리는 느낌이 들며, 피부가 하얗게 보이는 특징이 있다. 바르는 즉시 효과가 나면서 오래 지속되지만, 세안제로 이중 세안해야 깨끗이 지워진다. 화학적 차단제는 자외선을 흡수한 뒤 화학반응을 일으켜 열에너지로 전환시켜 차단 효과를 발휘한다. 피부에 잘 밀착되지만 바른 후 20분이 지나야 효과가 있으므로, 적어도 외출 20분 전에는 발라야 한다.

아이가 사용할 자외선 차단제는 피부 자극이 작고 알레르기 등의 부작용 우려가 낮은 제품을 골라야 한다. 6개월에서 2세 미만 아기는 물리적 차단제를 추천하고, 2세 이상이라도 피부가 민감하거나 아토피 피부염 등 피부 질환이 있다면 물리적 차단제가 낫다. 자외선 차단지수 15 이상의 제품을 사용하고, 화학적 차단제는 2시간마다 덧발라야 효과가 좋다. 자외선 차단제를 바르는 것보다 더 중요한 것은 자외선이 가장 강한 오전 10시부터 오후 2시까지는 가능한 한 햇볕 아래에 오래 있지 않는 것이다.

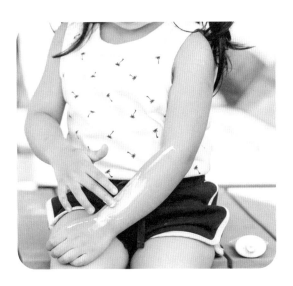

여행 갈 때 꼭 챙겨야 할 상비약

아이와 여행할 때 상비약 준비를 빼놓을 수 없는데, 하나하나 챙기다 보니 가짓수가 점점 늘어요. 꼭 챙겨야 할 필수 약은 뭐가 있을까요?

먹는 약은 지사제와 소화제, 항히스타민제, 종합감기약, 해열진통제를 챙기고, 멀미를 한다면 멀미약도 준비하세요. 또 체온계, 상처 소독 키트, 상처에 붙이는 밴드, 연고 등을 넣은 구급상자도 잊지 마세요.

낯선 여행지에서는 아이가 조금만 탈이 나도 당황할 수 있다. 특히 해외로 여행 가면 병원에 가거나 약을 사는 것이 여의찮으므로 비상약이나 구급상자를 준비하면 크게 도움 된다. 아이를 데리고 여행할 때 챙겨야 할 비상약과 구급상자를 소개한다.

꼭 챙겨야 할 비상약 다섯 가지

• **지사제(설사약)와 소화제**: 아이는 급성 설사, 소화 불량으로 자주 배가 아프므로

지사제와 소화제를 준비한다.

- **항히스타민제:** 두드러기가 생겼을 때 유용하다.

- **멀미약:** 자동차나 배를 오래 탈 때 도움이 된다. 3세 미만은 약국 멀미약을 복용할 수 없으므로 소아청소년과에서 미리 처방받는 게 좋다.

- **종합감기약:** 콧물과 재채기를 완화하고, 가래를 제거하며, 해열 진통 효과도 있다. 약국 감기약은 2세 이상 복용할 수 있다.

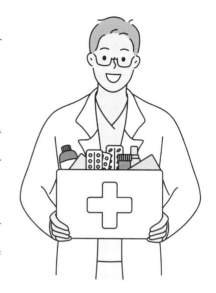

- **해열진통제:** 아이 해열제는 이부프로펜과 아세트아미노펜 두 가지 성분이 있다. 이부프로펜은 6개월부터 복용할 수 있고 약효는 6~8시간 지속되며, 하루 3~4회까지 먹을 수 있다. 또한 해열·진통뿐만 아니라 염증 완화 효과도 있다. 아세트아미노펜은 4개월부터 먹을 수 있고 4~6시간마다 복용하며 하루 5회까지 먹일 수 있다. 이부프로펜과 달리 염증 완화 효과는 거의 없다.

구급상자에 넣어야 하는 것

- **체온계:** 체온계의 종류는 18쪽을 참고하자.

- **상처 소독 키트:** 생리식염수와 솜, 거즈, 반창고

- **상처 밴드:** 일반 거즈 밴드(방수 기능은 없으나 먼지나 마찰로부터 보호할 수 있으니 상처 소독 후 연고를 바르고 붙인다.), 폼밴드(진물이 많이 나오는 상처에 붙인다.), 하

이드로콜로이드밴드(진물이 적은 상처에 사용한다.)

• **모기·벌레 물린 데 바르는 크림**: 항히스타민 성분이 들어 있어 가려움증을 줄인다. 30개월 이하는 멘톨이나 캄파, 디부카인 성분이 들어 있지 않은 '유아' 제품을 쓴다.

• **1% 하이드로코르티손(스테로이드) 크림**: 습진, 피부염, 그리고 피부가 가렵거나 벌레 물렸을 때 사용하는 순한 스테로이드 제품이다. 하루 에 1~3회 바른다.

• **항균 연고**: 상처에 2차 감염이 일어났을 때 바른다.

예방접종할 때 주의 사항

예방접종은 매번 할 때마다 부모도 긴장돼요. 게다가 유료 접종도 많아서 어느 것을 해야 하는지 헷갈립니다.

예방접종 후 미열이 나거나 약간 보채는 건 정상적인 반응입니다. 아이가 힘들어하면 해열진통제를 먹어도 돼요. 아이가 맞을 수 있는 유료 예방접종 중에서 수막구균 백신은 무료 예방접종에는 없는 것입니다. 나머지 유료 예방접종은 무료 예방접종에도 있는 백신인데, 효과는 같지만 이상 반응이나 접종 횟수 등이 약간씩 달라요. 이 점을 고려해서 선택하시면 됩니다.

예방접종 가기 전과 후, 이것만은 확인하자

아이가 반드시 해야 하는 예방접종이 상당히 많다. 국가에서 지원하는 필수 백신이 18종으로, 해마다 혹은 격년으로 접종해야 하는 것도 있으며, 국가 지원이 아닌 예방접종도 있다. 예방접종을 할 때는 몇 가지 주의 사항이 있다. 먼저 예방접종은 아이가 열이 없는 날 한다. 하지만 접종 일주일 전쯤 감기를 앓은 뒤 미열이 남아 있거나 기침, 콧물이 조금 있는 정도는 해도 된다. 다만 아이의 상태를 잘 아는 보호자가 동행하는 것이 좋다. 또 가급적 목욕은 접종하기 전에 시키는 것이 낫다. 예방접종 후 목욕이 금지사항은 아니지만, 아이가 열이 나거나 보챌 때는 목욕시키는 것이 쉽지 않기 때문이다.

예방접종 시 아이를 안을 때도 요령이 필요하다. 허벅지에 주사를 맞는 영유아는 보호자가 허벅지 위에 아기를 앉히고, 아기의 한쪽 팔은 보호자 등 뒤로 하고, 보호자의 팔로 아기의 상체와 팔을 감싸안는다. 아기의 양쪽 다리는 보호자 허벅지 사이에 끼고, 보호자의 다른 팔로 허벅지를 잡아 지지한다. 팔에 주사를 맞는 아이는 보호자 무릎에 앉히거나 보호자가 앉은 채로 바로 앞에 세운다. 아이의 양쪽 다리는 보호자 허벅지 사이에 끼고 움직이지 않게 한 뒤, 접종할 팔을 90도 구부린 상태에서, 보호자의 팔과 손으로 아이를 감싸안는다.

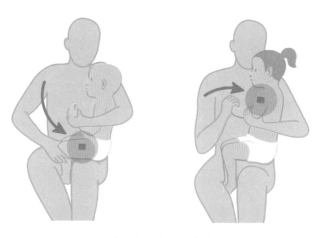

안전한 예방접종 자세

예방접종 후에는 접종 부위를 문지르지 말고, 지혈될 정도로만 잠시 누르며, 지혈밴드는 5~10분 후 뗀다. 접종 후에는 20~30분 정도 병원에서 대기하며 이상 반응이 나타나지는 않는지 확인한 뒤 귀가한다. 모유나 물을 평소보다 좀 더 많이 먹이고, 혹시 아이가 하루 정도 덜 먹더라도 정상적인 반응이므로 걱정하지 않아도 된다. 미열이 나거나 보채면 해열진통제를 먹여도 된다. 접종 후 국소적인 반응은 1~2일 후 사라지지만, 계속해서 열이 날 때는 접종한 병원에 문의하고 진료를 본다. 접종 부위가 발갛게 부어오르거나 아프다고 하면 찬 물수건을 대주고, 그래도 좋아지지 않으면 주사 부위가 감염됐을 가능성이 있으므로 병원에 간다. 예방접종 후 심각한 부작용은 드물지만, 다음과 같은 증상이 생겼을 때는 즉시 병원을 찾아야 한다.

즉시 병원에 가야 하는 상태

- 3시간 이상 잘 달래도 달라지지 않을 정도로 울 때.

- 40도 이상 고열이 나거나 열이 이틀 이상 갈 때.

- 접종 후 3일 이내에 경련할 때.

- 주사 맞은 부위가 너무 많이 붓거나 염증이 생기고 고름이 날 때.

- 주사 맞은 다리를 절뚝거릴 때.

무료 국가 예방접종 vs 유료 일반 예방접종

우리나라는 국가가 영유아의 예방접종 비용을 전액 지원하고, 보육 기관과 학교를 통해 접종 여부를 확인하는 체계를 갖춰 접종률을 높이고 있다. 그 결과 2세 이하는 접종률이 95%를 넘고, 3~6세는 90%에 조금 못 미치는 정도로 세계적으로도 매우 높은 수준이다. 12세까지 국가가 지원하는 예방접종은 총 18종이며 여기에 포함되지 않는 유료 백신은 5가지가 있는데, 다음과 같다.

유료 백신의 종류

❶ 경피용건조BCG백신: 결핵 예방

❷ 헥사심프리필드시린지주: DTaP~IPV~HepB~Hib, 디프테리아, 파상풍, 백일해, 소아

　마비, 헤모필루스 인플루엔자 B형, B형 간염 예방

❸ 이모젭주: 일본뇌염 예방

❹ 가다실9프리필드시린지: HPV9, 인유두종바이러스 예방

❺ 멘비오 또는 메낙트라: 수막구균 예방

위의 유료 백신 ①~④는 국가가 지원하는 무료 영유아 예방접종에도 비슷한 백신이 포함돼 있으나 약간 다른 점이 있으며, 수막구균 백신인 ⑤는 국가 지원 예방접종에는 없어서 따로 접종해야 한다. 유료든 무료든 예방접종 효과는 같다. ①경피용건조BCG백신은 무료인 피내용BCG를 대신해 맞을 수 있는데, 피내용보다 국소 이상 반응이 적고, 흉터도 작다는 특징이 있다. 피내용BCG는 접종 방법이 경피용보다 어려우므로 능숙한 소아청소년과 의사를 찾아야 하며, 모든 병·의원이 피내용을 접종하지는 않으므로 접종 전 반드시 확인하고 가야 한다. ②헥사심프리필드시린지주는 여섯 가지 질병을 동시에 예방하는 6가 혼합백신을 1회 접종으로 맞을 수 있다. 같은 내용을 국가 예방접종으로 접종할 경우 5가 혼합백신과 B형 간염 단독 백신을 따로 맞아야 하는 차이가 있다. ③이모젭주는 일본뇌염 백신이다. 일본뇌염 백신은 생백신, 사백신, 이모젭주 세 종류가 있는데, 생백식은 2회 접종하고, 사백신은 4회 접종하며 사백신은 면역력이 약한 사람도 안전하게 맞을 수 있다. 이 두 가지는 국가 예방접종인 반면, 유료 백신인 이모젭주는 생백신과 사백신의 장점을 합한 것

으로 면역력이 약한 아이도 2회 접종으로 면역을 얻을 수 있다. ④가다실 9프리필드시린지는 자궁경부암을 일으키는 인유두종바이러스 9종을 예방하는 9가 백신이며, 국가 예방접종은 2가 혹은 4가 백신이다. ⑤수막구

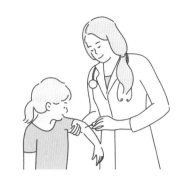

균 예방 백신은 연령에 따라 접종 횟수가 다른데, 멘비오는 생후 2~6개월에 접종을 시작하면 총 4회, 7~23개월에 시작하면 총 2회 접종하며, 2~55세는 1회 접종한다. 메낙트라는 생후 9~23개월에 접종 시 2회 접종하고, 2~55세는 1회 접종한다. 또한 국가 예방접종이 아니기 때문에 유료로 접종해야 한다.

독감 예방주사 맞아도 독감 걸릴 수 있다?

겨울이면 독감 환자가 증가하는데, 환자 중에는 독감 예방주사를 맞은 아이도 있다. "예방주사 맞았는데도 독감 걸렸는데, 이럴 바에야 예방주사 안 맞고, 그냥 독감 걸리면 약 먹고 치료하는 게 낫겠다."고 볼멘 소리하는 부모도 있다. 억울한 마음은 이해하지만 그래도 예방접종은 해야 한다.

독감 예방주사를 맞아도 독감에 걸릴 수 있는 데는 두 가지 이유가 있다. 첫째, 독감 예방접종의 효과가 100%가 아니기 때문이다. 독감 예방접종을 하면 몸속의 면역 시스템이 인플루엔자 바이러스에 대한 항체를 만들어뒀다가, 실제로 인플루엔자 바이러스가 침입하면 항체를 써서 막아낸다. 항체가 잘 만들어질수록 예방 효과가 큰데, 항체가 만들어지는 정도는 사람마다 조금씩 다르다. 건강한 성인의 독감 예방

접종 효과는 80~90%다. 65세 이상 어르신이나 5세 미만 영유아, 만성질환자는 면역력이 약해서 성인보다 항체 저항률이 낮고, 예방접종 효과가 상대적으로 떨어진다. 그래서 예방접종을 했는데도 불구하고 독감에 걸릴 수 있다.

둘째, 독감 백신은 WHO(세계보건기구)가 그해에 유행할 인플루엔자 바이러스 3~4종을 예측하고, 제약회사가 이를 기초로 제조하므로 모든 인플루엔자를 다 막지는 못한다. WHO의 예측이 빗나가 다른 종류의 인플루엔자가 유행하거나, 예측한 인플루엔자 바이러스의 변종이 나타날 수도 있다. 이런 경우 독감이 유행하기 전에 미리 만든 백신의 효과는 떨어질 수밖에 없다. 독감 백신은 3가 백신과 4가 백신, 두 종류가 있는데, 3가는 바이러스 3종에 대한 백신을 포함하고 있고, 4가 백신은 바이러스 4종에 대한 백신을 포함하고 있다. 예전에는 3가 백신과 4가 백신이 따로 있었지만 현재 국내에는 4가 백신만 유통되고 있다.

이런 한계에도 불구하고 독감 예방접종을 권하는 것은 독감으로부터 우리 아이를 지킬 다른 확실한 방법이 없기 때문이다. 그나마 자연 감염 등으로 항체가 일부라도 있는 성인과 달리 항체가 없는 영유아는 독감에 더욱 취약하므로 반드시 접종할 것을 권한다. 예방 효과가 100%가 아니라고 해서 접종하지 않는 것은 차를 타면서 안전벨트를 매지 않는 것과 같다. 사고가 났을 때 안전벨트가 안전을 100% 지켜주지는 못하지만 안전벨트를 안 맸을 때와 비교하면 크게 다칠 확률이 매우 낮다. 독감 예방접종도 마찬가지다. 한 가지 팁이라면 예방접종을 한 날에는 아이든 어른이든 평소보다 좀 더 일찍 잠자리에 들어 푹 자는 것이 좋다. 여러 연구 결과를 보면 예방접종 후 숙면을 취하면 항체 형성률이 높아진다. 또 외출할 때는 마스크를 쓰고, 집에 와서는 반드시 손을 씻는 개인 위생 수칙을 잘 지키면 우리 아이를 독감으로부터 지킬 수 있다.

유치도 영구치만큼 중요해요

유치가 썩기 시작했는데, 꼭 치료해야 하나요? 아이가 치과 치료를 너무 힘들어하니, 어차피 빠질 유치, 치료하지 말고 빠질 때까지 기다리는 게 낫지 않을까요?

유치가 썩어서 너무 일찍 빠지면, 영구치가 바로 나오지 않고 그 자리가 비게 됩니다. 잇몸에 빈 공간이 있으면 옆에 있는 치아가 넘어져요. 그러면 나중에 영구치가 나올 자리가 없어서 치열이 울퉁불퉁해지죠. 유치에 충치가 생겼다면 바로 치료해서, 정상적으로 영구치가 나올 때까지 잘 쓸 수 있게 해야 합니다.

유치는 언제 나고, 얼마나 오래 쓸까?

아이를 낳고 키우면서 부모가 평생 잊지 못하는 순간이 여러 번 있는데, 그중의 하나가 첫니가 날 때다. 6~10개월이면 아래 앞니 두 개가 나기 시작하고, 이어서 윗니 두 개가 난다. 다음으로 윗니 두 개가 더 나고, 아랫니도 두 개가 더 난 뒤, 송곳니 4개도 내민다. 이렇게 앞니 12개가 모습을 드러낸 뒤 마지막으로 어금니 8개가 나면 모두 20개의 유치열이 완성되며 대략 3세 전이다. 이렇게 완성된 유치는 나중에 모두 빠지고, 평생 쓸 영구치로 교체된다. 유치가 빠지는 시기는 앞니는 6~8세, 어금니는 9~12세다. 초등학생 시기는 유치와 영구치가 섞여 있는 혼합치열기이며, 중학생이 되면 평생 쓸 영구치 28개가 완성된다. 이후 사랑니는 나는 시기와 개수에 개인차가 있다. 유치를 사용하는 기간은 종류에 따라 다르지만 대략 5~9년으로 생각보다 길며, 앞니보다 어금니를 더 오래 쓴다.

어차피 빠질 유치? 잘 관리해야 영구치도 건강하게 난다

유치는 영구치가 나오면서 자연스럽게 빠진다. 영구치는 유치의 치근(치아 뿌리)을 녹이면서 올라오기 때문에 영구치가 나올 즈음이면 유치가 흔들리기 시작하고, 유치가 빠지면 곧바로 영구치가 난다. 하지만 외상으로 치아가 부러지거나 잇몸에 염증이 생겨서 치근이 비정상적으로 작아지거나 충치가 심해서 치료가 불가능할 때는 유치가 빠질 시기가 아니라도 빼야 한다. 유치가 정상적으로 교체될 시기보다 앞서 빠지면 영구치가 바로 나오지 않는다. 그래서 문제가 생긴다.

영구치가 나올 때까지 유치 자리가 비어 있으면 이 공간으로 주변 치아들이 서서히 이동해 다음 영구치가 날 자리를 차지한다. 주로 빠진 치아의 뒤쪽에 있는 치아가 앞으로 쓰러지면서 공간이 줄어드는데, 유치와 영구치가 함께 있는 혼합치열기에 공간 상실이 진행되면 영구치가 삐뚤빼뚤하게 나거나 덧니가 되기 쉽다. 또 영구치가 올라오지 못하고 잇몸에 갇혀 있는 매복치가 되거나 일부만 잇몸 밖으로 나는 부분 매복치가 되기도 한다. 그뿐만 아니라 좌우 치열이나 아래위 치열의 모양이 다른 치열궁 비대칭이 생길 수도 있다. 이렇게 되면 음식을 씹는 효율이 떨어지고, 치아가 쉽게 썩으며, 잇몸에 염증이 생길 가능성도 커진다. 이를 예방하기 위해 유치를 일찍 뺐을 때는 영구치가 나오기 전까지 공간 유지장치를 해야 한다. 유치 발치 후 6개월 이내에 공간 상실이 일어나기 때문에 가능한 한 빨리 공간 유지장치를 하는 것이 좋다.

공간 유지장치는 틀니처럼 꼈다 뺐다 할 수 있는 가철성 장치와 장치를 치아에 접착시키는 고정성 장치 두 가지가 있다. 가철성은 부

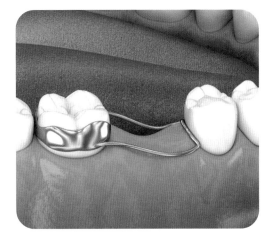

치아 공간 유지장치

서질 수 있고, 아이 협조가 잘 안되면 효과가 떨어질 수 있어 고정성을 많이 사용한다. 고정성 공간 유지장치는 조기 상실된 유치 어금니의 양옆 치아에 밴드를 걸어 영구치가 날 때까지 주변 치아가 이동하지 못하게 하며, 심미적인 면을 고려해 가짜 치아를 넣기도 한다. 고정성 장치는 영구치가 나는 시기에 제거해야 하므로, 주기적으로 치아 상태를 확인하고, 장치 주변에 충치가 생기지 않게 칫솔질을 잘해야 한다.

하얀 충치는 치아 건강의 경고등

우리 몸에서 가장 단단한 물질을 꼽으라면 십중팔구는 뼈를 들겠지만 이보다 더 단단한 것이 있다. 바로 치아의 겉을 싸고 있는 법랑질(에나멜)이다. 법랑질의 97%는 무기질이고 나머지는 유기질 1%, 수분 2%다. 법랑질 안쪽에 있는 상아질(수분 11%)이나 뼈(수분 8%)보다 훨씬 수분이 적다. 이렇게 단단한 법랑질이지만 이를 뚫는 더

강한 힘이 있다. 바로 세균과 당분, 그리고 시간이다. 세균과 당분이 합작해 오랜 시간 반복적으로 공격하면 단단한 법랑질도 뚫리고 이어서 안쪽의 상아질도 파괴된다. 이를 충치, 다른 말로 '치아우식증'이라고 한다. 치아는 한번 손상되면 다시는 되돌릴 수 없으므로 충치가 생기지 않도록 어릴 때부터 잘 관리하자.

"학교 구강검진에서 충치라고 하는데, 아무리 봐도 치아에 검은 곳이 없어요. 충치 아니겠죠?" 하는 질문을 종종 받는데, 하얀 충치도 있다. 충치가 진행되는 과정을 살펴보면 하얀 충치를 이해할 수 있다. 치아우식증은 치아 표면 조직의 일부가 용해되고 파괴되는 감염성 세균 질환이다. 하지만 전염되는 것은 아니다. 치아와 잇몸의 표면에는 다양한 미생물이 사는 아주 얇고 투명한 세균막이 있다. 그런데 입안에 당분이 많으면, 즉 단것을 많이 먹으면 다양한 미생물 중에서 당과 반응해 산을 만들어내는 세균이 증식하고, 치아 표면에 딱딱하게 들러붙어 치태(플라크)를 형성한다. 플라크 속의 세균이 당을 소화시켜 나온 다량의 산은 치아 표면의 칼슘과 인을 녹여 하얗게 부식시키는데, 이를 탈회라고 한다. 건강한 법랑질은 윤기가 있지만, 탈회한 법랑질은 눈에 보이지 않는 미세한 구멍이 생기고 투과성이 감소해 분필처럼 탁한 하얀색이 된다. 이것이 바로 하얀 충치라고도 불리는 백색 반점이다. 백색 반점은 점차 갈색으로 변하고, 나중에는 까맣게 변해 우리가 흔히 보는 충치가 된다.

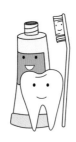

치아에 하얀 충치가 생겼다면 치아 관리에 경고등이 켜졌다고 생각하고, 더 꼼꼼하게 관리해야 한다. 여기서 더 진행되면 곧 치아 표층이 손상되고, 이때부터는 손상된 부위를 메꾸는 치료를 해야 한다.

우리 아이 충치 예방법 세 가지

충치를 예방하는 가장 좋은 방법은 입안이 산성이 되지 않도록 관리하는 것이다. 즉 단 음식을 적게 먹고, 음식을 먹은 후와 잠자기 전에는 칫솔질을 잘해서 입안에 음식 찌꺼기를 깨끗하게 닦아낸다. 칫솔질할 때는 불소가 함유된 치약을 쓰고, 칫솔로 충분히 닦이지 않는 치아 사이는 치실을 써서 음식 찌꺼기를 제거한다. 칫솔질이 여의찮을 때는 물로 입을 충분히 헹구는 습관을 들여야 한다.

충치를 예방하는 두 번째 방법은 불소를 도포하는 것이다. 불소는 치아의 가장 외부층인 법랑질을 강화하고, 충치를 유발하는 세균을 억제하는 효과가 뛰어나다. 특히 6세 이하 어린이는 불소치약보다 불소를 도포하는 것이 효과적이다. 불소 도포는 치아에 잘 들러붙는 물질에 불소를 결합시켜 일정 시간 치아에 접촉시키는 것이다. 불소 도포용 전용 브러시를 이용해 치아 표면에 바른 뒤, 30분 이상 양치하지 않고 가만히 두며, 6시간 동안 단단한 음식을 먹지 않고 칫솔질도 하지 않으면 효과가 더 높아진다.

세 번째 충치 예방법은 치아 홈 메우기(실란트)로, 치아와 치아가 맞물리는 면의 깊은 홈을 메워 충치가 생기지 않게 한다. 치아 홈이 깊고, 충치가 생기기 쉬운 치아부터 하는데, 6세 전후에 나기 시작하는 유치 어금니에 많이 한다. 실란트는 충치가 생기지 않은 건강한 치아에 할 수 있으므로, 유치 어금니가 날 때쯤 치과에 방문해 시기를 결정하는 것이 좋다.

스케일링은 몇 살부터 하나요?

Q. 4살 아이 치아가 벌써 노랗게 뭔가 낀 것 같아요. 스케일링해야 할까요?

치아가 노랗다고 다 치석이 있는 건 아니에요. 치아 색이 원래 노란지, 아니면 치석 때문인지 확인해봐야 합니다. 치석이 있다면 스케일링을 하는 게 좋아요. 아이는 어른과 조금 다른 방법으로 안전하게 스케일링합니다.

아이는 몇 살부터 스케일링할까?

유아는 치석이 거의 생기지 않지만, 4~6세는 9%, 7~9세는 18%, 10~15세는 33~43%가 치석이 생기는 것으로 보고되고 있다. 따라서 아이도 영구치가 난 뒤에는 3~6개월마다 치과 정기검진을 해서 필요할 때는 스케일링을 해야 구강이 건강해진다. 아이는 성인만큼 치석이 단단하지 않고, 많이 쌓이지도 않으므로 쉽게 제거할 수 있다. 또 치아 전체를 스케일링하는 것이 아니라 치석이 잘 생기는 앞나나 관리가 잘 안되는 부분만 약하게 제거하므로, 아이도 충분히 할 수 있다. 하지만 가장 좋은 것은 예방이다. 대부분 칫솔질을 꼼꼼하게 하지 않아 치태가 생기고 치석이 되느데, 어릴 때부터 칫솔과 치실을 같이 사용해 치아를 깨끗하게 관리하는 습관을 들이면 든든한 평생 치아 보험을 든 것이나 다름없다.

치과 치료에 대한 불안과 공포를 덜어주는 웃음가스, 안전할까?

치과에 가는 날은 아이도 부모도 긴장한다. 규칙적으로 정기검진을 해서 치과에 익숙해지고, 치과에 대해 좋은 기억을 갖도록 노력하지만 쉬운 일은 아니다. 아이가 치과 치료에 불안과 공포가 클 때 진정시킬 수 있는 몇 가지 방법이 있는데, 그중 가장 가벼운 것이 웃음 가스다. 이 가스를 흡입하면 긴장감이 완화되고, 살짝 힘이 빠지면서 나른해지는 동시에 기분이 좋아져 어떤 아이는 까르르 웃기도 한다.

웃음 가스의 정체는 약간 달콤한 냄새가 나는 아산화질소(N_2O)다. 아산화질소 가스는 폐포(허파 꽈리)로 빠르게 흡수돼, 혈액 내에 잘 녹지 않고 혈장을 따라 뇌로 이동해 효과가 빨리 나타난다. 이 진정법은 아이가 잠들지 않고 의식이 있어서 치료 중 의사소통도 가능하다. 즉 수면치료가 아니므로 깨어나지 않을까 걱정할 필요도 없다. 또 체내에서 대사되지 않고 폐를 통해 밖으로 배출돼서 회복 속도도 빠르고, 진통 효과까지 있다. 웃음 가스는 현존하는 진정요법 중 가장 안전한 방법으로 꼽힌다. 치과 치료를 무서워하더라도 차근차근 설명하면 잘 이해하고 따르는 아이라면 웃음 가스를 굳이 쓸 필요는 없다. 또 코가 심하게 막혀 코로 숨 쉬기 어려운 아이는 효과가 떨어진다.

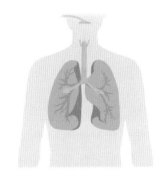

웃음 가스

과잉치, 꼭 수술해야 할까?

잇몸에 치아가 한 개 거꾸로 박혀 있대요. 수술하지 않고,
저절로 나오게 할 수는 없나요?

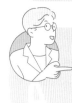

정상보다 많은 치아를 과잉치라고 하는데, 과잉치가 잇몸 속에 거꾸로 있으면 잇몸 밖으로 나오지 못해서 반드시 수술로 빼야 합니다. 과잉치 수술은 빨리해주시는 게 좋아요.

정상적인 치아 개수는 몇 개?

아이와 어른은 치아 개수가 다르다. 턱뼈가 성장하면서 그에 맞게 치아 개수가 늘어나는 것이다. 아이는 유치가 모두 나면 20개고, 어른은 영구치가 모두 32개이며, 사랑니 4개가 나고 안 나고는 개인차가 있으므로 최소한 28개가 정상이다. 간혹 치아가 정상보다 많은 경우가 있는데, 이를 과잉치라고 하며, 상악(위턱) 앞니에 가장 많다. 과잉치가 생기는 원인은 치아 생성 세포의 이상, 유전적인 요인, 진화론적 요인, 병적 요인 등 다양하지만 명확하지는 않다. 아무래도 유전적 요인이 있다 보니 부모나 첫째가 과잉치로 수술한 적이 있으면 자녀의 과잉치를 미리 검진하기도 한다.

과잉치 여부는 겉으로 봐서는 알 수 없고, 엑스레이를 찍어보면 바로 알 수 있다. 그래서 유치가 흔들리고 영구치가 나기 시작하는 초등 입학 전후에 치아 파노라마 사진을 찍어보는 것이 좋다. 이를 통해 유치의 상태가 어떤지, 영구치가 날 준비가 착착 진행되고 있는지, 과잉치나 결손치가 있는지를 확인할 수 있다.

유치와 영구치 비교

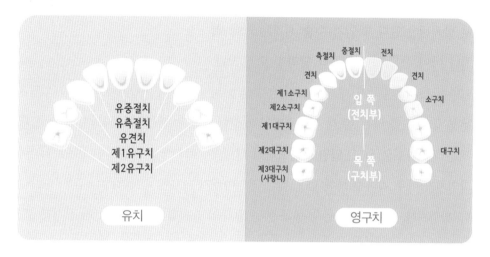

더 많아서 생기는 문제, 과잉치

치아가 더 많다고 좋은 것은 아니다. 오히려 문제만 만든다. 과잉치는 ▲인접한 영구치가 정상적으로 나는 것을 방해하거나 ▲잇몸에 물혹을 만들거나 ▲치아 사이를 벌려 보기 안 좋은 틈을 만들거나(정중이개) ▲영구치의 위치를 이동시키거나 ▲주변 치아의 뿌리를 흡수시키고 치아 형성을 방해할 수 있다. 따라서 잇몸 속에 있는 과잉치는 되도록 빨리 제거하는 것이 좋다.

과잉치를 제거하는 방법은 두 가지다. 과잉치가 잇몸 밖으로 나올 때 발치하는 방법과 수술로 발치하는 방법이다. 둘 중 어떤 방법을 쓸지는 과잉치의 모양에 달렸다. 과잉치가 정방향, 즉 치아 뿌리가 잇몸을 향하고 있으면 과잉치 주변에 있는 유치를 조기 발치한 뒤, 과잉치가 나기 시작할 때 발치한다. 과잉치가 역방향으로 있으면 자연적으로 나지 않으므로 수술로 발치해야 한다. 과잉치 수술 시기는 치아 위치나 아이 발육 정도에 따라 달라질 수 있으나,

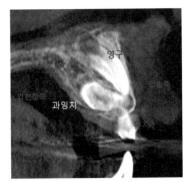

과잉치 엑스레이

일반적으로 발견 즉시 제거한다. 다만 수술을 위한 접근이 어렵거나 아이 행동 조절 문제 등이 있을 때는 좀 더 기다렸다가 적절한 시기에 수술한다. 과잉치 수술은 대부분 국소마취로 하고, 입원도 필요하지 않다. 아이가 행동 조절이 너무 안 되거나 과잉치가 아주 깊이 매복해 있을 때는 전신마취가 필요할 수도 있으나 흔하지는 않다. 과잉치를 수술한 후에는 부종과 통증을 줄이고 지혈을 위해 구강 내 장치를 3일 정도 한다. 구강 내 장치는 치아 모양을 본떠 만든 것으로, 수술 전에 미리 제작하며, 아이가 수술 부위를 건드리지 않게 보호하는 역할도 한다. 수술이라고 하면 부모가 더 놀라는데, 아이가 치과에 어느 정도 친해진 상태에서 적절한 방법으로 하는 수술에 너무 겁먹을 필요는 없다. 이런저런 걱정으로 수술을 미룰수록 주변 치아에 더 나쁜 영향을 미칠 수 있으므로, 조기 진단과 치료가 매우 중요하다.

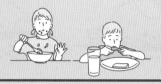

간편하게 알아보는 자녀의 영양 MBTI

우리 아이 식습관 유형 찾기

대상 소아·청소년 자녀를 둔 보호자

방법 아래 1번, 2번 문항을 읽고 자녀의 식습관에 대해 체크하여 각각의 결과를 얻는
다. 두 가지 결과를 가지고 평가표에서 자녀의 유형을 확인한다.

1. 편식 여부 질문	예	아니오
생선이나 해산물(조개류, 오징어, 새우 등)을 거부감 없이 먹는 편이다.	편식	편식
새로운 음식에 대해 거부감을 보이며 먹지 않으려고 한 적이 있다.	편식	편식
채소류 반찬을 끼니마다 잘 먹는 편이다.	편식	편식
씹는 소리 또는 식감 때문에 음식을 거부한 적이 있다.	편식	편식
과일을 좋아하고 잘 먹는 편이다.	편식	편식
알레르기나 건강 문제를 제외하고 유제품을 먹지 않으려고 한 적이 있다.	편식	편식
두부, 콩(콩 요리 및 두유 포함)을 잘 먹는 편이다.	편식	편식

결과 : '**편식**' 4개 이상은 편식하지 않음. / '**편식**' 4개 이상은 편식함.

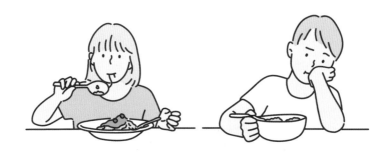

2. 균형 여부 질문	예	아니오
단 음식을 자주 먹고, 자주 찾는다.	불균형	균형
한 번 식사할 때 소요되는 시간이 일정한 편이다.	균형	불균형
햄, 소시지, 베이컨 같은 가공육류를 자주 먹는다.	불균형	균형
인스턴트 또는 패스트푸드 음식을 자주 먹는다.	불균형	균형
스마트폰, 스크린 미디어 등이 없어도 식사를 잘하는 편이다.	균형	불균형
기름진 음식을 자주 먹는다.	불균형	균형
식사하며 돌아다니지 않고 자리에 앉아 끝까지 먹는 편이다.	균형	불균형

결과 : '균형' 4개 이상은 균형 있는 식생활. / '불균형' 4개 이상은 불균형한 식생활.

결과

2번 결과 \ 1번 결과	편식	편식하지 않음
균형 있는 식생활	아무거나 먹지 않아요! **경계심 많은 고양이 유형** 식품과도 놀이하듯 친해지게 해주세요.	먹을 때도 활기차고 적극적인 **무엇이든 잘 먹는 강아지 유형** 건강한 식단을 유지해주세요.
불균형한 식생활	먹는 것도 귀찮아~ **대충대충 먹는 나무늘보 유형** 규칙적인 식습관이 필요해요.	먹는 것도, 노는 것도 다 좋아! **호기심 많은 다람쥐 유형** 식사 시간에는 자극을 줄여주세요.

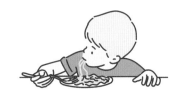

경계심 많은 고양이 유형

경계심이 많고 감각이 예민한 고양이 같은 유형이에요. 몸에 안 좋고 입에는 맛있는 음식을 고집하거나 산만한 식습관이 있는 것은 아니지만, 아이의 성향과 기질 그리고 경험에 따라 편식하는 일이 종종 있어요. 이런 아이는 식감이나 씹는 소리, 익숙하지 않은 음식 때문에 먹는 것을 거부하는 경우가 있어요. 이럴 때는 아이를 다그치거나 억지로 먹이지 마세요. 역효과가 나타날 수 있습니다. 대신 새로운 식품에 대한 즐거운 경험을 하게 해주어 조금씩 천천히 다양한 음식을 접해볼 수 있도록 도와주세요.

대충대충의 대명사, 나무늘보 유형

골고루 영양을 섭취하지 못하는 나무늘보와 같은 유형이에요. 나무늘보는 일주일 동안 먹이를 한 번만 먹는가 하면, 4시간 동안 나뭇잎만 먹기도 해요. 음식 섭취량이 많지 않아 언제나 영양부족에 시달리지만, 털에 난 이끼를 핥는 것으로 식사를 끝내기도 하지요. 우리 아이가 나무늘보 유형이라면 지금 즉시 편식을 고치고, 식단과 식습관을 개선해야 해요. 아이와 의논해서 식사 규칙을 정하고, 균형 잡힌 식단을 즐겁게 먹어볼 수 있는 경험을 제공해주세요. 한 번에 변할 수는 없으니 조급한 마음은 버리고, 천천히 변화되는 아이의 모습을 칭찬하고 격려하면서 식습관을 개선해보세요.

무엇이든 잘 먹는 건강한 강아지 유형

무엇이든 골고루 잘 먹는 강아지를 떠올리게 하는 유형이에요. 음식에 크게 까다롭지 않아 균형 잡힌 식단을 통해 골고루 영양을 섭취하는 가장 좋은 식습관 유형이지요. 아이가 잘 먹고 바른 식습관을 지킬 때마다 아낌없는 칭찬과 격려를 해주면 아이는 더욱 잘 성장할 거예요. 간혹 건강이나 발달상 일어나는 다양한 이유로 식사에 대한 흥미가 떨어지거나 평소보다 안 먹는 경우가 생기더라도 꾸짖거나 혼내지 마세요. 대화를 통해 아이 상태를 파악하고 관심을 두는 것이 중요해요.

양 볼 가득 도토리를 물고 요리조리, 다람쥐 유형

호기심이 가득해 밥을 먹다가도 요리조리 돌아다니고 이리 기웃 저리 기웃하는 유형입니다. 이 유형의 아이들은 외부 자극에 식사를 방해받는 경우가 자주 있어요. 따라서 식사할 때는 규칙을 정해 음식에 집중할 수 있는 환경을 조성하는 것이 좋아요. 영상이나 음악 소리는 모두 끄고 장난감도 안 보이도록 치워주세요. 혹시 양 볼에 한가득 먹이를 넣고도 또 먹이를 입에 넣으려는 다람쥐를 본 적 있나요? 다람쥐 유형의 또 다른 특징은 식사량이나 주기가 조절되지 않거나, 자극적인 간식에 빠져 과하게 먹으려고 하는 거예요. 아이가 평소보다 너무 많이 먹는 것은 아닌지, 식사 시간을 앞두고 자극적인 간식으로 배를 채우고 있는 것은 아닌지 살펴봐주세요. 평소 포만감이 크고 건강한 식재료와 영양이 풍부한 간식에 흥미를 갖도록 조금만 도와준다면 충분히 건강한 식습관을 유지할 수 있을 것입니다.

주의 사항 이 테스트는 아이의 식생활 유형을 알아보고 올바른 식습관 형성에 도움을 주기 위한 것으로, 참고용으로 사용하시기 바랍니다.

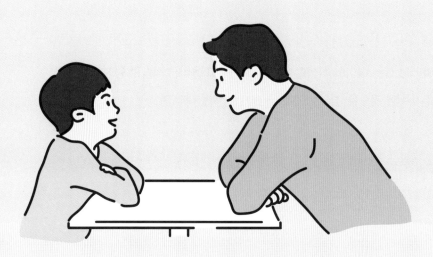

Part 3

우리
아이,
마음까지
튼튼하도록

진료실에서 만나는 세상 이야기

대부분 의사가 그렇겠지만 특히 나와 같은 소아청소년과 의사는 진료실에 앉아서 사람 사는 이야기를 많이 접한다. 아이가 이번에 어느 학교에 갔다든지, 어린이집을 옮긴 사연, 동생이 태어난 이야기 등 환자 집안의 대소사를 알게 된다. 제복을 입은 채로 열이 나는 아이를 급하게 데리고 온 경찰관 엄마도 있었고, 코로나 유행 시기에 택배 헬멧을 쓴 채로 아들 약을 타러 온 아빠도 있었다. 보호자가 아이 상태를 설명하면서 자기도 모르게 의학 용어를 섞어 쓰다가 의사임이 드러나 서로 웃음을 터뜨린 적도 있었다.

이렇게 함께 웃고 넘어갈 만한 소식들만 나누면 좋으련만, 때때로 가슴이 먹먹해지는 경험을 직접 하기도 하고, 동료 의사한테서 전해 듣기도 한다. 얼마 전에는 한 아이를 진료하는 중에 문득 아이의 아픈 누나가 생각나서 안부를 물었더니 갑자기 부모가 눈물을 흘리는 것이었다. 둘째만 데리고 진료를 보러 온 특별한 사연이 있을 것으로 짐작되어 괜스레 마음이 무거워졌다. 아직은 이야기할 마음의 준비가 되지 않은 듯해서 더 묻지 못했다. 동료 의사로부터 이런 이야기를 들은 적도 있다. 엄마와 할머니가 아이를 데리고 진료를 보고 나가면서, 엄마가 의사 선생님에게 "앞으로 우리 아이 잘 부탁드립니다." 하고 가셨다. 얼마 후 할머니 혼자 아이를 데리고 와서 그사이 엄마가 암으로 세상을 떠났다고 전해주었다고 한다. '아이가 다 클 때까지 선생님이 이 병원에 계시면서 계속 우리 아이를 잘 진료해주셨으면…' 하는 게 엄마의 바람이었단다.

이 사연을 듣고 문득 영화 〈지금 만나러 갑니다〉가 생각났다. 주인공 꼬마 유우지의 엄마가 자신이 곧 세상을 떠나야 한다는 것을 알고, 동네 빵집에 가서 유우지가 다 클 때까지 해마다 아이 생일에 케이크를 배달해달라고 미리 주문을 하던 장면이 떠올랐다. 그런 일은 영화 속에만 있는 것이 아니라 우리가 사는 현실 세계, 이 작은 진료실 안에서도 일어나고 있다.

밤을 새워 이야기해도 끝이 없을 사연들을 접하다 보면 '세상을 어떻게 살아야 할까?' 라는 철학적 질문 앞에 서게 된다. 그리고 '오늘 내가 이 아이를 위해 해줄 수 있는 것은 무엇일까?'라는 근본적인 질문을 마주한다.

아이가 아프면, 밤을 새운 엄마와 아빠가 지친 몸과 걱정 가득한 마음으로 직장에 간들 일이 손에 잡힐 턱이 없다. 그러다 보면 자신이 맡은 일에 최상의 성과를 거두기 어렵고, 그렇게 연결된 집단과 사회에까지 영향을 주게 될 것이다. 아이는 한 가정의 행복을 지키는 근원이며, 소아청소년과 의사는 사명감을 가지고 그 아이를 잘 치료해서 어려움을 겪는 가정이 빨리 일상을 회복하도록 돕는 것이 최선이라는 결론에 도달하게 된다.

최근 우리 사회가 직면한 해결하기 어려운 고령화 문제, 저출산 문제, 지방 소멸 문제에 대해 많은 이야기가 나오지만, 결국 우리가 간절히 이루어야 하는 것은 아이 키우기 좋은 밝은 사회를 만드는 것이다. 아이가 크는 동안 잘 놀고 잘 배울 수 있는 환경을 조성하고, 아이가 아프면 쉽게 치료받을 수 있는 사회를 만들어야 한다. 이것이 우리가 당면한 문제를 해결하는 열쇠가 되리라 생각한다.

최근 대통령이 직접 나서서 아픈 아이들이 제대로 치료받지 못하는 일이 없게끔 하겠다고 약속했다. 옛 속담에 '아이 한 명을 키우려면 온 마을이 필요하다'라고 하지 않았는가. 지금이야말로 이해관계를 가리지 말고 아이 한 명을 온전히 키우는 데 다 같이 힘을 모아야 할 때다.

45

안정된 애착을 위한 3대 요소

백일도 안 된 아기를 두고 출근하려니 마음이 아파요. 어릴 때 애착이 정말 중요하다는데, 애착을 제대로 형성하지 못할까 봐 걱정돼요.

애착은 함께하는 시간의 양만큼 질도 중요해요. 제한된 시간이라도 아이에게 집중해 시간을 보내면 안정된 애착을 형성할 수 있어요. 아이와 많은 시간을 보내는 양육자와 엄마가 민감성과 반응성, 일관성을 갖고 아이를 대하면 안정된 아이로 자랄 거예요.

영유아기 애착은 평생 가는 인간관계의 싹

애착attachment은 본능적 행동이다. 갓 태어난 아기는 본능적으로 엄마를 찾고, 배가 고프거나 아프고 졸릴 때, 울음 혹은 웃음으로 엄마를 소환한다. 엄마가 아기 요구에 기꺼이 반응해 다가가고, 눈을 맞추고, 웃고, 요구를 들어줌으로써 애착이 형성된다. 애착은 아이가 자신과 가까운 사람과 형성하는 강한 정서적 유대 관계를 말한다. 애착 관계로 맺어진 대상을 사랑하고, 의지하고, 그로부터 안정과 행복을 느낀다. 애착은 주 양육자가 일방적으로 제공하는 사랑이 아니라, 아이와 주 양육자

상호 간에 만들어지는 특별한 것으로, 주 양육자가 아이의 행동에 답해줌으로써 형성된다. 아이의 웃음, 아이와 스킨십, 아이의 반응 등을 통해 점점 더 강력한 감정적, 심리적 관계를 맺는데, 이를 유대감^{bonding}이라고 한다. 엄마의 모성애가 바로 이런 유대감이다.

애착의 기본 틀은 3세 이전에 대부분 형성된다. 영유아기 애착은 나중에 성인이 되어서도 영향을 발휘하는 인간관계의 싹이다. 이 시기에 엄마로 대표되는 주 양육자와 안정된 애착을 형성하면 성장하면서 친구, 연인, 배우자 등으로 자연스럽게 애착이 확장된다. 아기는 주 양육자와 날마다 반복되는 상호작용을 통해 타인과 관계 맺는 법을 배운다. 이때 만들어진 내적 작동 모델은 이후 대인관계를 맺을 때 자신과 타인의 반응을 예상하고, 행동하며, 대인관계에서 생긴 상황의 의미를 해석하는 기본 틀이 된다. 그리고 이것은 평생 지속된다. 따라서 영유아기에 안정된 애착을 형성하는 것은 튼튼한 마음을 가진 아이로 성장하기 위해 매우 중요하다. 안정된 애착을 형성하기 위해 가장 중요한 세 가지 요소는 반응성과 일관성, 민감성이다. 세 요소에 대해 좀 더 구체적으로 알아보자.

민감성 높이기

민감성^{sensitivity}은 애착의 질을 결정하는 가장 중요한 요소다. 아이가 현재 무엇을 원하고, 왜 그런 행동을 하는지 주 양육자가 가장 잘 알고 있어야 한다. 아이가 배고파서 우는데 기저귀만 갈아준다든지, 졸린데 엄마가 장난감을 가지고 즐겁게 놀아주려고만 하면 주 양육자와 아이가 감정적 유대를 맺기 어렵다. 민감성을 높이기 위해서는 아이를 적극적으로 관찰해야 한다. 그리고 우리 아이만의 기질을 파악하자. 그래야 아이 요구를 빠르고 정확하게 인지할 수 있다.

안정된 애착
형성하기

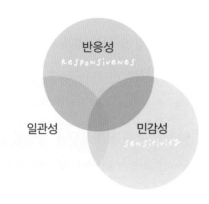

반응성 높이기

반응성responsiveness은 아이가 필요로 할 때 아이의 행동과 감정에 반응하는 것이다. 아이가 세상에 태어나서 처음 마주하는 사람인 엄마가 아이의 행동이나 감정에 반응해주고, 감정적으로 연결돼 있다면, 그것이 최초의 사회화 과정이고, 아기는 '세상이 나를 좋아해 주는구나, 나를 받아주는구나' 하고 인식한다. 그래서 궁극적으로 '세상은 살 만한 곳이구나' 하는 믿음을 마음속 깊이 간직하게 된다.

반응성을 높이는 데는 거울 뉴런mirror neuron이 중요한 역할을 한다. 거울 뉴런은 신경세포의 하나로, 타인의 행동을 보기만 해도 마치 내가 그 행동을 하는 것처럼 반응한다. 아이는 자신의 상태에 반응해 기뻐하거나 슬퍼하는 주 양육자의 모습을 보고 그 감정을 느끼면서, 자신의 감정을 풍부하게 만든다. 아기를 웃으며 간지럽히고, 목욕하고, 안아주고, 뽀뽀하는 등 누구나 할 수 있는 일상적인 상호작용으로 반응도를 높일 수 있다. 또 아이가 괴로워하거나, 짜증 내거나, 아파할 때 고통과 슬픔, 두려움과 같은 부정적 감정을 읽고 알아차리는 것도 반응성을 높이는 데 아주 중요하다.

일관성 높이기

아이와 애착을 형성하는 데 민감성이나 반응성 못지않게 중요한 것이 일관성 consistency이다. 아이를 잘 관찰하고, 반응도 하는데, 이것이 주 양육자 멋대로 들쭉날쭉하다면 아이는 혼돈과 두려움에 빠질 수 있다. 주 양육자가 여유가 있을 때는 함께 즐거워하고 반응도 하다가, 주 양육자가 기분이 나쁘거나 바쁠 때는 평소와 다른 반응을 보이거나 무시하면 아이는 종잡을 수 없다. 주 양육자가 있어야만 살아갈 수 있는데, 주 양육자가 나를 버릴지도 모른다는 두려움에 빠지기도 한다. 일관성 없는 육아는 불안정하기 때문이다.

일관되고 안정된 육아를 제공하기 위해서는 주 양육자가 마음의 여유가 있어야 한다. 아기의 즐거움, 기쁨 같은 긍정적 감정뿐만 아니라, 짜증이나 울음 같은 부정적 감정도 받아내려면 주 양육자의 감정 그릇이 크고, 적당히 비어 있어야 한다. 그래야 넘치지 않고 잘 받아줄 수 있으며 일관성도 유지할 수 있다.

첫 3년에 집중하자

평생을 좌우하는 애착을 제대로 형성하기 위해서는 아기의 첫 3년이 중요하다고 했다. 하지만 이 시기에 무조건 엄마가 아이 옆에 계속 있어야 한다는 뜻은 아니다. 꼭 엄마가 아니라도 아이와 가장 많은 시간을 보내는 주 양육자가 민감성과 반응성, 일관성을 발휘해 애착을 형성하면 된다. 엄마가 아이와 많은 시간을 함께 보내면 좋은 점이 분명히 있지만, 그것보다 더 중요한 것은 아이와 함께 보내는 시간 동안 어떻게 하느냐는 것이다. 제한된 시간이라 하더라도 엄마가 그 시간에 온전히 집중해 애착을 형성하면 아이가 안정된 애착 관계를 맺는 데 충분하다.

뜻대로 안 되면 짜증 내고, 화내는 아이에게

아이가 뜻대로 안 되면 짜증 내고 화를 내요. 이런 상황이
반복되니 이제는 아이가 뭐라고 하면 저도 모르게 화부터 나요.
어떻게 하면 좋을까요?

아이가 고집을 부릴 때면 아이 마음과 생각에 귀 기울여보세요. 엄마의 판
단은 잠시 접어두고 행동의 이유를 들어보는 거죠. 아이 감정과 생각을 충분
히 들어주면 아이도 엄마 말에 귀 기울이기 시작할 거예요.

"왜 또 그러니? 이제 그만해!"라는 말 대신

친구와 싸우고 화가 나 혼자 씩씩거리는 아이, 아침에 학교 가기 싫다고 울며 떼
쓰는 아이, 동생이 자기 장난감을 허락 없이 만졌다며 소리 지르는 아이, 시험 결과
를 보고 인정할 수 없다며 짜증 부리는 아이… 이럴 때 부모도 속상해서 "이제 그만
해. 왜 또 그러니. 우는 건 아기들이나 하는 거야. 어서 뚝 그쳐."라는 말이 순식간에
튀어나올 수 있다. 하지만 한 번 더 숨을 가다듬고 경청할 것을 제안한다. "그래, 그
얘기 좀 더 해봐. 엄마는 네 생각을 듣고 싶어. 너한테는 이게 중요한 문제구나. 더
말해볼래?" 이런 언어적 소통과 함께 아이 눈을 바라보고 진심으로 아이 감정의 의

미를 이해하고 싶다는 눈빛과 태도를 보여주는 것이 중요하다.

건강한 부모-자녀 관계는 아이 성장에 그 어떤 요인보다 좋은 밑거름이 된다. 혼자가 아니고 함께한다는 느낌이 아이에게 자신감을 안겨주며 어려움을 함께 고민하는 관계가 있다는 것에 안정감을 느낀다. 하지만 그 관계가 항상 매끄럽지는 않다.

아이 행동이 이해 안 돼서 혼낼 때도 있고, 아이가 속상하고 힘들어서 울 때면 너무 사소한 일로 자주 우는 것 같아서 걱정도 된다. 그래서 어느 날에는 달래도 보고, 어느 날에는 강하게 훈육도 한다. 부모 자신도 본인의 태도가 혼란스럽다.

그중에서도 가장 안 좋은 결과를 만드는 태도는 바로 이것이다. ①부모가 원하는 대로 아이를 이끌려는 의도를 가지고, 훈계와 경고, 비난, 충고, 설득하는 것. ②아이 말을 끝까지 듣지 않고 아이를 판단하고 평가하는 것. ③현재 상황과 결과에만 집착하여 아이 감정 읽기를 소홀히 하는 것. 그렇다면 어떤 태도와 자세로 아이를 대하는 것이 좋은지 알아보자.

평생 가는 단단한 연결고리 만들기

좋은 부모-자녀 관계는 보이지 않는 단단한 연결고리 같아서 두고두고 아이에게 든든한 지지대가 된다. 특히 엄마 품에서만 지내던 아이가 학교생활을 시작하면 가족과 떨어져 지내는 시간이 길어지면서, 혼자 힘으로 문제를 해결하고, 또래와 어울려 놀아야 한다. 이때 단단한 연결고리가 더욱 빛을 발한다. 연결고리는 부모 혼자서 급하게 만들 수 있는 것이 아니다. 뭉근하게 곰국을 끓이듯 오랜 시간 공을 들여야 하고, 한 단계 한 단계 절차를 밟아야 한다.

앞으로 이야기할 몇 가지 기본적인 방법들은 부모-자녀 관계의 연결고리를 만들기 위한 초석이 되어줄 것이다. 이 방법들로 아이를 대하면 아이는 부모와 보내는 시간이 즐겁고, 자신의 이야기에 관심 가져주는 열린 귀와 마주치는 눈빛에서 '우리 부모님은 나를 존중해주는구나'라고 느끼게 될 것이다. 이렇게 자신을 존중해주는 부모가 하는 이야기는 잔소리가 아니라 언제나 중요한 조언으로 받아들이게 된다.

아이와 부모 모두를 위한 '적극적 경청'

부모-자녀 관계에 딱 정해진 모범 답안은 없지만, 좋은 관계를 맺기 위한 몇 가지 기본적인 방법은 있다. 그 첫 번째가 '적극적 경청'이다. 이야기를 듣는 데 뭐 그리 특별한 방법이 필요할까 싶지만, 적극적 경청에도 기술이 필요하다. 먼저 호기심을 가지고 아이의 말을 잘 들어야 한다. 부모가 대화에 집중할수록 아이 역시 대화에 집중한다. 또 개방형 질문으로 아이가 더 많은 이야기를 자유롭게 하도록 유도한다. "그 일로 어떤 기분이 들었어?" 혹은 "그 일은 어땠어?"라고 물으며 대화를 이어간다. 대화하면서 긍정적인 신체 언어와 비언어적 의사소통 방법을 사용하자. 아이에게 눈을 맞추고, 고개를 끄덕이고, 아이를 향해 몸을 기울이며 중간중간 "응, 그래, 그랬구나." 하고 짧게 반응하는 것도 좋다.

아이는 자기 말을 진심으로 이해해주는 사람에게 마음의 문을 연다. 그 사람이 자신의 편이라고 생각해, 상대의 말을 다시 잘 듣게 된다. 아이는 이해받았다고 무조건 울거나 화내지 않고, 오히려 자신의 감정을 표현한 후 해소감을 느끼고 변화를 시작할 의지가 생긴다. 다만 아이가 말문을 열었다고 섣불리 부모가 자신의 생각이나 판단을 드러내어 아이를 단정하거나 평가해서는 안 된다.

적극적 경청의 방법

- 코치가 되었다고 생각하기 : 아이의 감정 자체는 잘못이 없다. 진심으로 공감하고, 도와주는 코치가 되자.
- 믿고 기다려 주는 여유 가지기 : 아이는 감정을 다스리고 해결할 능력이 분명히 있다.
- 아이 감정을 너무 걱정하거나 심각하게 생각하지 않기 : 아이 감정은 영원하지 않으며 일시적이다.

아이가 위축되는 '너 대화법'

적극적인 경청으로 아이가 부모의 이야기에 제법 귀를 기울이게 됐을 때, 어떤 말을 해주어야 돈독한 관계가 지속될 수 있을까? 아이는 아직 어리고 부모의 손길도 계속 필요하므로, 수평적이거나 친구 같은 관계를 만들기는 어렵다. 당연히 교육적인 훈육이나 개입이 필요할 때가 많아진다. 이때 무심코 "지금 뭐 하는 거니? 너, 그렇게 하면 안 돼." 혹은 "이렇게 했어야지, 너 말 안 들을래?" 하고 쏟아부어 버린다면 지금까지의 노력이 한순간에 수포가 될 수 있다.

자녀가 잘못된 행동을 보일 때, 직설적이고 강력한 메시지를 날리는 대화법은 자녀인 '너'가 중심이자 주어가 된 대화법이다. 자녀 입장에서는 자기 행동이 어떤 영향을 주고, 어떤 결과를 낳는지 성찰하기보다는, 혼나고 비난받았다는 마음에 위축되고, 반항심이 들기도 해서 결국 훈육의 의미가 퇴색하기 쉽다.

화내지 않고 마음을 전달하는 '나 대화법'

자녀와의 대화에서는 핵심이 아이에 대한 평가가 돼서는 안 된다. 부모의 생각과 감정을 분명하게 전달하는 대화가 되어야 한다. 이를 위해 효율적인 것이 바로 '나 대화법'이다. 앞의 '너 대화법'을 '나 대화법'으로 바꾸면 이렇게 된다. "엄마는 지금 네 행동이 당황스러워. 그렇게 하면 엄마가 아주 속상하단다. 엄마는 네가 이렇게 해보는 게 좋다고 생각해. 네가 엄마 말을 듣지 않는 것 같아서 엄마는 좀 지쳐." 아이를 판단하기보다는 행동을 사실적으로 언급하면서 부모의 감정을 솔직하게 표현하는 것이다. 이를 통해 아이는 자신이 한 일이 상대에게 어떤 감정을 들게 했는지 정확하게 알고, 사랑하는 엄마를 위해 어떻게 해야 할지 스스로 생각해볼 수 있다.

여기서 중요한 것은 감정을 '표현'하고 '알려주는 것'이므로 분노를 그대로 드러내서는 안 된다. 직접 화를 내지 말고, 감정을 가다듬어 "화가 난다."고 얘기하는 것이다. 또 감정 전달에만 주력해서 제일 중요한 아이 행동에 대한 언급이 가려져서도 안 된다.

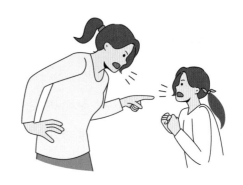

물론 아이가 단번에 엄마의 '나 대화법'에 반응해 우리가 기대하는 해피엔딩으로 가지는 않는다. 인내심을 갖고 '나 대화법'을 일관성 있게 계속하면 아이도 언젠가 자신의 이야기를 같은 '나 대화법'으로 전달하기 시작할 것이다. 이때 다시 부모가 '적극적 경청'으로 아이에게 귀 기울이면, 부모-자녀 사이의 연결고리는 비로소 단단하고 강해진다.

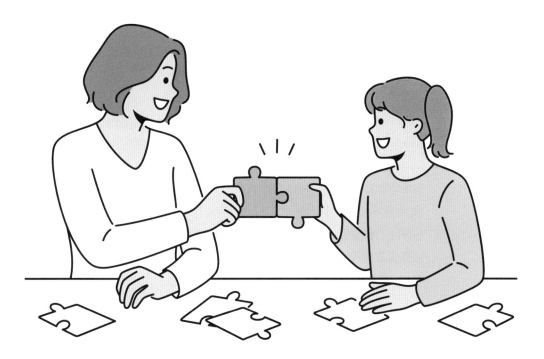

화나면 길바닥에 드러눕는 아이

아이가 화가 나면 길바닥에 드러누워 발버둥 치고 울다가 급기야 숨을 못 쉬고, 깜빡 정신을 잃고는 해요. 길에서 이런 일이 벌어지니 너무 무서워서 달래줬는데, 이제는 점점 자주 길바닥에 누워요.

길바닥에 드러누우면 원하는 걸 얻을 수 있다고 이미 학습이 됐네요. 아이가 누운 장소가 안전한 곳이라면 "이런다고 원하는 것을 얻을 수는 없다"고 단호하게 말하고 무시해야 해요. 부모가 가던 길을 그대로 가는 것도 좋아요. 처음에는 힘드시겠지만 단단히 마음먹고 대처하세요. 아이가 안정되면 원하는 것을 얻을 수 없는 이유를 다시 한번 단호하게, 하지만 감정을 드러내지 않고 얘기해주세요.

'무지막지한 떼쟁이' 다스리는 법

아이가 발버둥 치며 큰 소리로 울고, 부모가 아무리 달래도 듣지 않는다. 때로는 입술이 파래지면서 숨을 멈추고 팔다리가 뻣뻣해지기도 한다. 하지만 오래가지 않고 1분 정도 지나면 호흡도, 의식도 돌아온다. 이를 분노 발작, 혹은 호흡정지 발작이라고 하는데, 18개월에서 3세 사이 아이에게 종종 생긴다. 외부의 통제와 자기 마음대로 하고 싶은 욕구 사이에 갈등이 생기고 분노가 폭발해서 발생한다. 자신의 욕구를 언어로 완전히 표현하지 못해 이런 식의 과격한 행동으로 드러낸다. 이는 성장 과정에서 일시적으로 나타나는 정상적이면서 자연스러운 현상이다. 욕구를 언어로 온전히 표현할 수 있는 나이가 되면 대부분 사라진다.

하지만 분노 발작이 발생하는 시기에 부모가 적절히 대응하지 못하면 습관화될 수 있다. 또 욕구 충족이 지연되는 것을 참지 못하는 아이는 나이가 들어서도 자신이 원하는 것을 말로 설명하거나 순서를 기다리는 대신 소리를 지르고 상대방을 공격함으로써 원하는 것을 더 빨리 얻으려 한다. 그래서 분노 발작이 일어났을 때 부모의 대처가 매우 중요하다. 사람들이 쳐다보니 일단 이 위기를 넘기자는 생각으로 아이 행동에 반응하고 요구를 들어주면, 분노 발작이 학습되고 되풀이된다.

부모부터 감정 조절을

아이가 길바닥에 누워 떼를 쓸 때는 "너의 마음은 이해할 수 있어. 하지만 이렇게 떼쓰는 것은 인정할 수 없어" 하며 요구를 수용하지 않고 단호한 태도를 보여야 한다. 아이 스스로 진정이 안 되면 진정할 수 있는 공간과 시간을 주고, 부모는 아이 행동을 무시하며 하던 일을 계속한다. 이때 부모가 감정에 치우쳐 아이를 혼내거나 때리면 오히려 반항심을 유발할 수 있으므로, 힘들지만 감정을 자제하고 관심을 안

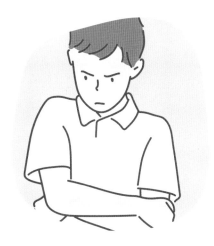

주는 것이 중요하다. 아이가 오랫동안 울면 성격이 나빠지고 현실에 불만 가득한 아이가 될까 걱정해서 욕구를 들어주는 경우가 많은데, 아이가 십수 분 울었다고 목에 이상이 생기거나, 성격이 나빠지거나, 심리적 타격을 받지는 않는다는 것을 기억하자. 또 평소에 부모가 모범을 보여야 한다. 부모가 화났을 때 분노를 즉각적으로 표현하면 아이는 이 방법을 보고 배우게 돼 욕구가 해결되지 않을 때 떼를 쓰며 반항한다.

이럴 때는 분노 발작이 아니라 다른 행동 장애나 정서 장애를 확인해보세요

대부분의 분노 발작은 몇 분간 지속되다가 제풀에 지쳐 그친다. 아이가 진정됐을 때, 떼쓰는 행동으로는 아무것도 얻을 수 없다는 것을 잘 이해시키고, 욕구를 말로 표현할 것을 가르친다. 그런데 떼쓰기가 너무 심해서 하루 3~4번 이상 발작을 하거나, 발작이 15분 이상 계속될 때는 단순 분노 발작이 아니라 다른 질병의 신호일 수 있으므로 소아청소년과 의사에게 진료 받고 상의해야 한다.

동생이 사라지면 좋겠어요

동생이 태어나니 첫째가 동생을 예뻐하다가도 한 번씩 울려요.
또 동생을 안고 있으면 동생 말고 자기를 안아달라고 떼를 쓰고요.
심지어 동생이 사라지면 좋겠다고 하네요.

우선 혼자 독차지하던 부모의 사랑을 둘째에게 뺏긴 듯한 첫째의 기분을 잘
다독여주세요. 엄마, 아빠한테는 항상 첫째가 최고라고 느끼게 하고, 첫째도
아기 때 동생처럼 보살핌을 받았다는 것을 알려주세요. 단 동생을 시샘하는
마음에 공감하고 위로하되, 동생을 때리는 것은 단호하게 훈육해야 합니다.

질투 대신 사랑을 심어주려면

둘째 아이가 태어났다고 해서 첫째를 향한 부모의 사랑이 반으로 줄지는 않는다.
첫째를 향한 사랑만큼 둘째를 향한 사랑이 새로 더해진다. 하지만 첫째가 느끼는
감정은 그게 아니다. 동생이 생겼을 때 첫째의 마음은 이성 친구에게 새로운 애인이
생긴 것 같은 정도의 허탈감과 질투심이 든다. 그래서 일부러 말썽을 부리고, 부모가
둘째한테서 잠시 눈을 떼면 아기를 꼬집고 때리기도 한다. 동생이 태어나면서 외톨
이가 된 느낌이 들고, 부모의 사랑을 이전처럼 충분히 못 받는다고 느끼기 때문이다.

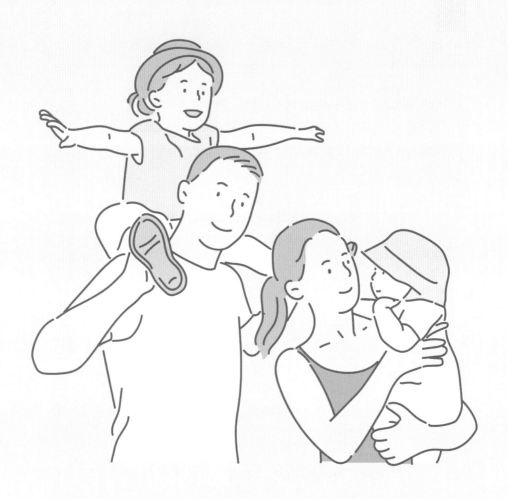

둘째가 태어났을 때는 둘째를 잘 보살피는 것 못지않게 첫째의 마음을 다독여 주는 게 중요하다. 둘째가 태어날 때 부모가 꼭 해야 할 일을 소개한다.

첫째를 위한 십계명

① 동생이 있더라도 엄마와 아빠한테는 첫째가 최고라는 믿음을 준다.

② 동생이 태어나기 몇 개월 전부터 동생이 태어난다는 것을 알리고, 첫째를 어린 이집에 적응시키는 것도 좋다.

③ 첫째가 어릴 때 부모가 돌보는 모습이나 젖 먹는 모습 등의 사진과 영상을 보여주어, 동생과 똑같은 보살핌을 받았다는 것을 알게 한다.

④ 한 사람이 둘째를 돌볼 때는 다른 사람이 첫째와 놀아줘서 똑같이 보살핌을 받고 있다고 느끼게 하면 소외감이 들지 않는다.

⑤ 동생 육아에 참여시킨다. 기저귀를 갖고 오거나 우유병을 갖고 오게 하는 등 첫째가 동생을 같이 돌보는 느낌이 들게 한다.

⑥ "형이니까 잘 먹어야 해.", "언니니까 의젓해야지." 같은 순위에 맞는 역할을 지나치게 강조하지 않는다. 뭐든지 동생보다 잘해야 한다는 강박이 생길 수 있고, 못하게 되었을 때 좌절감이 들 수 있다.

⑦ 동생과 비교하지 않는다. 동생을 경쟁의 대상으로 느끼게 된다.

⑧ 동생을 때리거나 꼬집는 등 몸에 가하는 행동은 단호하게 제재한다.

⑨ 그 외의 사소한 일은 모른 척한다. 부모가 별 관심을 두지 않으면 동생을 못살게 구는 행동을 그만한다.

⑩ 동생이 첫째의 장난감을 망가뜨려 동생을 때린다면, 장난감이 고장 난 것에 대해서는 공감과 위로를 충분히 하되, 때린 행동에 대해서는 훈육한다.

손가락 빠는 아이

아이가 두 돌이 지났는데, 아직도 손가락을 빨아요. 어떻게 고쳐야 할까요?

두 돌에 손가락을 빠는 건 자연스러운 성장 과정이에요. 손가락을 빠는 것이 올바른 것이 아님을 알려주되, 혼내지는 마세요. 늦어도 네 살쯤이면 저절로 없어질 테니 좀 더 여유를 갖고 지켜보세요. 다만 손가락을 물어뜯어 염증이 생길 정도라면 보조기구의 도움을 받을 수 있어요.

혹시 정서 불안? 애정 결핍?

돌 전의 아이가 손가락을 빨면 그러려니 하고 보다가도, 아이가 돌이 지나게 되면 많은 부모가 손가락 빠는 것을 두고 걱정하기 시작한다. 아이가 손가락을 빠는 것이 정서가 불안하거나 애정이 부족한 탓은 아닌지 걱정도 한다. 그런데 모든 아기는 태어날 때부터 무언가를 빨고 싶은 강한 욕구를 가지고 있다. 빨고자 하는 욕구가 있어야 태어나자마자 젖이나 젖병을 빨 수 있기 때문이다. 어떤 아이는 엄마 자궁 속에서부터 손가락 빠는 행동을 한다. 아이는 손가락을 빨면서 스스로 마음을 진정시키고, 안정감을 느끼며, 쉽게 잠든다. 아이가 1~2세 때 손가락 빠는 문제로 상담하는 부모가 많은데, 이 시기에는 손가락을 빠는 게 당연하다. 엄마 젖이나 젖병을 빨던 습관이 아직 남아 있고, 빠는 행동을 통해 마음의 위안을 얻기 때문이다. 그러다 2세쯤이면 대부분의 아이가 손가락 빠는 것을 멈추고, 좀 늦더라도 4세 정도면 저절로 좋아지므로 걱정하지 않아도 된다.

보조기구 도움 받기

손가락을 빨지 못하게 과하게 반응하면 더 빨고 싶은 마음에 숨어서 할 수 있다. 서너 살이 되어서도 손가락을 빨면 이것이 잘못된 것임을 분명히 알려 주되, 그걸로 혼을 내지는 말아야 한다. 다만 손가락을 빠는 정도를 넘어서 손가락이나 손톱을 물어뜯어서 염증이 자꾸 생기고, 반복해서 약을 먹어야 한다면 손가락 빠는 행동을 멈추게 해야 한다. 플라스틱이나 실리콘으로 된 보조기구를 손에 끼워서 손가락을 빨지 않게 할 수 있다. 손가락을 빨면 치아 배열이 나빠지지 않을까 걱정하는데, 영구치가 날 때까지는 크게 걱정하지 않아도 된다.

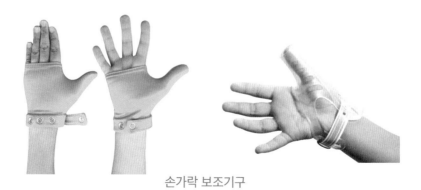

손가락 보조기구

아이가 자위를 하는 것 같아요

다섯 살 아이가 자위 행동을 하는 것을 보고 깜짝 놀라서 저도 모르게 "뭐 하는 거야"라고 소리치고 말았어요.

엄마도 아이도 많이 놀랐겠네요. 다섯 살이면 아이에게 "성기를 자꾸 만지면 나쁜 균이 들어가 아플 수 있어."라고 침착하게 알려주세요. 또 자위가 생각날 때 엄마에게 보내는 신호를 만들어보세요. 아이가 이 신호를 보내면 엄마는 하던 일을 멈추고 아이가 좋아하는 놀이를 함께 하거나, 밖에서 뛰어놀 수 있도록 도와주세요.

'성기 만지며 땀 뻘뻘~' 놀라지 마세요

아직 어린아이가 성기를 만지거나 바닥에 대고 비빈다든지, 혹은 다리를 꼬고 힘을 주면서 땀까지 뻘뻘 흘리는 모습을 보고 놀라는 부모가 종종 있다. 아이의 자위 행동을 보면 놀라고 당황스럽고, 때로는 부끄럽고 숨기고 싶을 수도 있다. 그 이유는 부모가 아이 행동을 성적인 행위로 보기 때문이다. 하지만 아이 행동은 성인과 다르다. 아이가 자위를 통해 쾌감을 느끼기는 하지만, 성적인 상상이나 판타지가 동반되지 않는다는 점에서 차이가 있다.

영유아 자위는 자신의 몸을 탐색하는 과정에서 처음 경험하는데, 보통 15~19개월에 시작한다. 아이는 자신의 몸이 어떻게 생겼는지 모르다가 손을 관찰하고, 발을 관찰하고, 몸 이곳저곳을 탐색한다. 신체가 하나의 놀이판인 셈이다. 이 발달 과정에서 자연스럽게 성기도 만진다. 남자아이가 자신의 성기를 조물조물 만지는 것을 본 부모가 꽤 있을 것이다. 조금 더 큰 아이는 다소 우연한 기회에 시작한다. 스타킹을 입고 비비다가, 성기에 낀 팬티를 바로잡다가, 혹은 샤워하다가 우연히 자극과 이완을 경험한 후에 의도적으로 하는 경우도 꽤 있다. 이런 경우는 여자아이에게 좀 더 많은데, 해부학적으로 자극을 더 쉽게 받을 수 있는 구조이기 때문이다. 또 평소에 긴장도가 높은 아이는 긴장을 풀고 이완되는 느낌을 얻기 위해 자위 행동을 하기도 한다.

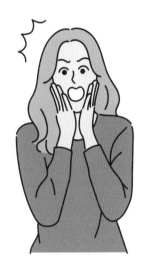

강압적으로 멈추지 말고, 자연스럽게 다른 놀이로 전환

자위가 아무리 성적인 판타지가 없는 단순한 놀이라 하더라도, 이 행동을 계속하면 어쩌나 하는 걱정이 들 것이다. 하지만 보통은 그리 오래가지 않는다. 다른 재밌는 놀이로 전환하거나 친구와 놀이, 부모와 놀이 등에서 다양한 자극을 받아 쉽게 잊혀지고 지나가는 것이 대부분이다. 아이가 자위 행동을 한다면 다른 놀이로 전환할 수 있도록 도와줘야 한다.

이를 위해서는 아이를 잘 관찰해야 한다. 아이가 자위 행동을 하는 것을 발견하면 일단 행동을 끊어줘야 한다. "너 뭐 하는 거야? 바지에서 손 빼."라고 행동에 대해 언급할 필요는 없다. 자연스럽게 다른 행동으로 유인하는 게 좋다. 누워 있는 아이를 불러 세운다든지 하는 식으로 행동을 멈추게 하는 것이다. 아이가 의식적으로 하는 행동이 아니라 자신도 모르게 하고 있을 가능성이 크기 때문이다.

아이를 관찰할 때는 어떨 때 자위 행동이 나오는지 유심히 살펴보자. 자위 행동을 다른 방향으로 전환할 때는 왜 자위 행동을 하느냐에 따라 조금 다르게 접근한다. 먼저 아이의 행동을 잘 관찰해서 그 행동이 언제, 얼마나 자주 나오는지 확인하고, 자위로 인해 성기에 손상이 생기지 않았는지도 살펴야 한다.

자위 행동을 하는 원인은 크게 세 가지가 있다. 첫째, 심심하고 지루해서다. 이때는 아이가 다양한 자극을 받고 놀 수 있도록 필요한 놀이를 제공하자. 다른 아이에 비해 신체 놀이나 에너지 소비를 훨씬 더 많이 해야 하는 아이라면 바깥 활동을 늘리거나 놀이 강도를 높일 필요가 있다. 둘째, 아이가 불안하거나 긴장해서다. 아이는 불안이나 긴장을 풀고 스스로 위로하기 위해 자위 행동을 할 수도 있다. 아이가 손가락을 빨거나 머리카락을 꼬는 것과 비슷하다. 이때는 스트레스나 불안을 주는 요소가 있는지 확인하고 해결해주거나, 엄마와 놀이나 대화를 많이 함으로써 긴장을 풀게 도와주자. 셋째, 행위 자체가 좋아서 의도적으로 자위 행동을 하는 경우도 있다. 의도적 행동을 하는 아이는 5세 이상이 많은데, 이때는 적절한 교육이 필요하다. 자위 행동을 왜 하는지 행동으로 인한 결과는 무엇인지 이야기하고, 당연히 위생 교육도 같이해야 한다.

절대 혼내지 말고 도와주세요

자위 행동을 멈추게 할 때 부모가 당황하면 더 어려울 수 있다. 아이 행동을 확대해석하거나 다른 의미를 붙이기보다는 행동 자체에 초점을 맞추고, 가볍게 질문하는 것이 좋다. "너, 그거 왜 하는 거야?"(자위라는 단어를 꼭 쓸 필요는 없다)라고 물으면 오히려 아이가 아무렇지 않게 "심심해서."라고 답할 수도 있다. 그렇게 이야기를 시작해서 자위 행동을 멈추어야 하는 이유에 대해 알려주면 된다. 만약 부모가 너무 놀라고 당황해서 "어머, 너 어떻게 그런 짓을 하니, 부끄럽지도 않니?"라는 식으로 반응하면 아이는 수치심을 느끼고 자신을 부끄러워하거나 나쁜 아이라고까지 생각할 수 있다.

아이에게 교육을 충분히 했는데도 행동이 고쳐지지 않을 수 있다. 아이가 이런 행동이 잘못이라고 아는데도 습관적으로 계속한다면 아이를 혼내는 것이 아니라, 협력자가 되어 멈출 방법을 함께 찾는 것이 좋다. 예를 들면 자극의 강도를 낮추기 위해 두꺼운 바지를 입는다거나, 자위 행동을 하고 싶을 때 부모에게 신호를 보내는 식으로 말이다. 이때도 너무 강하게 지적하거나 혼내면 역으로 아이가 자위에 더 집착하고, 몰래 할 수도 있다. 아이의 자위 행동을 멈추고자 할 때는 혼내지 말고 도와줘야 한다는 것을 꼭 기억하자.

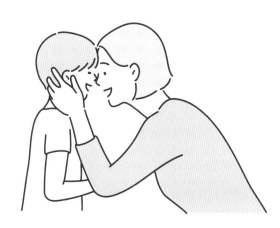

세 살 수면 습관, 여든까지 간다

남들은 백일 이후부터 수면 걱정이 사라졌다던데, 저희 아이는
세 살이 넘도록 자는 게 너무 힘들어요. 도와주세요.

아이의 불규칙한 수면만큼 부모를 힘들게 하는 것도 없죠. 아이는 잘 자야
키도, 머리도 잘 큰답니다. 지금부터라도 수면 교육을 시작해보세요. 수면
의식을 습관화하고, 재우는 시간을 점점 줄여 아이 스스로 잠들게 훈련해야
해요. 매일 일정한 시간에 낮잠을 재우고, 밤에 자는 시간을 잘 지키는 것도
무척 중요해요.

기적을 부르는 수면 교육, 언제 시작하나?

갓 태어난 아기는 낮과 밤을 구분하지 못한다. 신생아는 하루 종일 자고, 2~3시
간마다 먹느라 낮이든 밤이든 상관없이 자주 깬다. 이 시기에는 하루 14~17시간 자
는데, 최대 18~19시간 자는 신생아도 있다. 아기가 생후 10~12주가 되면 서서히
낮과 밤을 구별할 수 있게 돼, 낮에는 주로 깨어 있고 밤에는 6~7시간 통잠을 자
며 낮잠은 2~3회 잔다. 6개월이 되면 오전 낮잠과 오후 낮잠을 자며, 자는 시간도
어느 정도 일정한 패턴을 보인다. 12개월 이전 영아는 하루 두 번의 낮잠을 포함해

14~16시간 잔다. 이후에는 낮잠이 한 번으로 줄고, 대여섯 살이 되면 낮잠을 잘 자지 않는다. 유치원에 가는 나이인 4~6세 미만의 평균 수면 시간은 11시간(10~13시간)이다. 이는 말 그대로 평균적인 수면 시간으로, 아이마다 차이가 있다.

아기를 낳은 부모가 학수고대하는 것 중에 '백일의 기적'이 있다. 아기가 백일쯤이면 밤낮을 가려 잠을 자고, 밤중 수유도 한 번으로 줄어, 부모가 이전만큼 토막잠을 자지 않고 인간다운 삶을 누릴 수 있기 때문이다. 하지만 백일의 기적은 그냥 오는 것이 아니다. 수면 교육을 잘해야 아기가 잠투정을 심하게 하지 않고 스스로 잠들며, 밤에 자주 깨지 않고 잠을 깊게 잔다. 그래야 아프지 않고 쑥쑥 잘 큰다. 수면 교육은 생후 6~8주가 되면 시작하는 것이 좋다.

규칙적인 수면 의식으로 '수면 모드' 들어가기

아이를 재우는 원칙은, 아이가 자고 싶어 할 때 재우는 것이다. 아이가 완전히 잠든 후에 깨지 않게 눕히는 것이 아니라, 졸려 할 때 눕혀서 스스로 잠들게 한다. 아이가 졸릴 때 나타나는 '졸음 신호'를 포착해 잠자리에 눕힌다. 졸음 신호는 눈에 초점이 없이 눈꺼풀이 내려오고, 행동이 느려지며, 주변에 관심이 없어지면서 좋아하는 것이 있어도 관심을 주지 않는다는 것 등이 있다.

또 밤에 일정한 시간에 규칙적으로 수면 의식을 반복해서, 스스로 '수면 모드'에 들 수 있게 유도한다. 예를 들면 따뜻한 물로 목욕하고, 부드럽게 마사지하며, 수면 조끼나 잠옷으로 갈아입힌다. 따뜻한 우유를 먹이거나 애착 인형이나 담요를 놓아주거나, 책을 읽고 노래를 불러줄 수도 있다. 매일 반복하면 아이는 '아, 잠자리에 들 시간이구나.' 하고 느끼고 스스로 몸과 마음을 수면 모드로 바꾼다. 수면 의식이 끝나면 불을 끄고 아이가 잠들게 한다. 수면 의식은 위에 예로 든 것을 다 해야 하는 것은 아니고, 몇 가지만 골라 같은 순서로 반복한다. 또 엄마의 수면 의식과 아빠의 수면 의식이 반드시 같을 필요는 없다. 단, 수면 의식을 너무 복잡하게 오래 하거나 너무 흥미진진하게 하면, 아이가 놀이로 인식해 효과가 떨어진다. 예를 들면 책을 한 권 읽어줬는데, 또 읽어 달라고 조를 때는 "오늘 한 권 읽어줬으니 내일 또 읽어 줄게."라고 다정하게 말하며, 자기 전에는 한 권만 읽는다는 사실을 인식시켜야 한다.

아기가 밤에 잘 자기 위해서는 낮잠 습관도 중요하다. 밤에 잘 자게 하겠다고 낮잠 자는 아이를 억지로 깨워서는 안 된다. 낮잠을 잘 자야 덜 피곤하고, 밤에 잘 잔다. 낮잠을 안 자는 것이 수면 패턴을 망가뜨리는 가장 큰 원인이다. 아이가 오후에 신체 활동을 활발하게 하느라 낮잠을 자지 못했다면 초저녁에 일찍 재우는 편이 낫다. 일찍 재우면 다음 날 너무 일찍 일어나지 않을까 걱정하는데, 실상은 반대다. 늦게 재우면, 다음 날 더 일찍 일어난다.

잘 자야 키도 크고, 살도 안 찌고, 공부도 잘한다

이렇게 아이가 잘 자게 하려고 온갖 노력을 다하는 것은 부모가 편안하게 자기 위해서가 아니다. 우리 아이가 건강하게 잘 자라게 하기 위함이다. 아이는 잘 자야 잘 크고, 비만도 예방되며, 학습 능력과 면역력도 좋아진다. 잠을 자는 동안 신체는 깨어 있을 때 하지 못했던 많은 일을 한다. 잠은 얕은 잠에서 점점 깊은 잠으로 빠져들었다가 아침에 깨는 하나의 주기가 아니다. 잠자는 동안 뇌파를 살펴보면 렘REM, Rapid Eye Movement수면과 비렘NON-REM수면이 반복되는데, 이를 좀 더 자세히 구분하면 '얕은 잠-깊은 잠-렘수면'이 한 주기를 이루고 반복된다. 뇌파는 '깊은 잠(서파

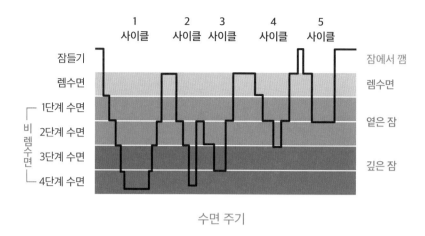

수면 주기

수면)'에서 가장 고요해지고, '렘수면'에서는 다시 파장이 커진다.

　서파 수면과 렘수면 단계 동안 몸에서 벌어지는 일은 약간 다르다. 서파 수면 동안에는 육체 피로를 풀고, 면역력을 높이는 등 신체적 회복이 이루어지고, 렘수면 동안에는 정신적 회복이 이루어진다. 서파 수면 동안에는 성장호르몬이 왕성하게 분비되는데, 서파 수면의 길이는 수면 초기에 가장 길고, 아침으로 갈수록 짧아진다. 물론 얕은 잠 단계에서도 성장호르몬이 나오지만, 깊은 잠이 들어야 성장호르몬이 최고 농도에 도달하고, 효과적인 성장 자극이 일어난다. '잘 자야 잘 큰다'는 말은 한 치도 틀림이 없다.

　서파 수면 동안에는 면역력도 강해진다. 면역체계는 아이가 튼튼하게 자라는 데 핵심적인 역할을 하는데, 잠자는 동안 견고해진다. 아이가 아프면 평소보다 더 많이 자는 것도 면역계가 외부에서 침입한 바이러스나 세균과 열심히 싸워서 물리치기 위해서다. 반대로 잠을 잘 자지 못하면 면역체계가 무너지고 질병에 걸리기 쉽다.

　렘수면 동안에는 정신적 회복이 일어난다고 했는데, 특히 기억 형성에 큰 영향을 미친다. 낮 동안 뇌로 들어온 온갖 정보 중에서 기억으로 저장해야 할 것은 남기고, 불필요한 것은 지운다. 이렇게 해야 다음 날 학습할 수 있는 공간이 만들어진다. 잠을 너무 적게 자면 하루 동안 뇌에 쌓인 것을 효율적으로 처리하지 못해 나중에 기억하는 데도 어려움을 겪는다.

수면 시간은 비만에도 영향을 미친다. 잠을 적게 자고 활동을 많이 하면 칼로리 소모가 늘어서 살이 덜 찔 것 같지만, 오히려 반대다. 식욕과 관련된 호르몬이 두 개

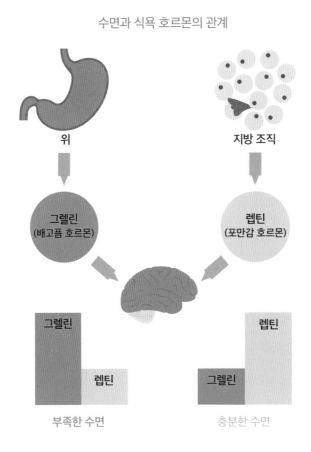

수면과 식욕 호르몬의 관계

있는데, 하나는 렙틴leptin이고, 다른 하나는 그렐린ghrelin이다. 배가 부르면 뇌에서 렙틴이 나와서 식욕을 떨어뜨려 먹기를 멈추고, 배가 고프면 그렐린이 나와서 식욕이 높아지고 음식을 찾는다. 잠을 많이 자면 혈중 렙틴 농도가 높아지고, 적게 자면 그렐린 농도가 높아진다. 그래서 잠을 충분히 자면 음식을 덜 먹고, 잠이 부족하면 먹을 것을 더 많이 찾아 비만이 되기 쉽다.

아이도 불면증에 걸린다고?

아이도 수면 장애가 생길 수 있다. 대표적인 것은 불면증과 야경증, 그리고 폐쇄성 수면무호흡증이다. 불면증은 3세 이전에 많이 발생하고, 야경증은 3~8세에 많으며, 폐쇄성 수면무호흡증은 학교에 들어갈 무렵에 증가한다.

불면증은 밤에 잠들기 어렵거나, 자다가 자주 깨거나, 새벽에 너무 일찍 깨서 다시 잠들지 못하는 것을 말한다. 아이가 잠들기 어려운 가장 큰 원인은 스스로 잠을 못 이루는 것이다. 주로 18~24개월에 흔한데, 부모가 아이 잠에 너무 적극적으로 관여할 때 발생할 수 있다. 아이는 잠자다 깰 수 있고 보통은 스스로 다시 잠들 수 있는데, 아이 스스로 잠들 기회를 주지 않고 부모가 개입했던 습관 때문에 불면증이 생긴다. 아이가 자다 깨서 울 때 달래기는 해야겠지만 달래는 시간을 점점 줄여 아이 스스로 적응할 수 있게 시간을 주는 게 현명하다.

야경증은 아이가 잠자다 갑자기 소리를 지르면서 깨고, 공포에 떠는 것을 말한다. 야경증은 아이가 흔히 겪는 악몽과 헷갈리기 쉬운데, 이 둘은 차이가 있다. 악몽은 수면 중 무서운 꿈을 꿔서 잠이 깨는 것으로, 주로 수면 후반기에 일어나고, 아이는 꿈 내용을 생생하게 기억한다. 이때는 아이를 안심시키고 잘 달래면 된다. 아이가 스트레스로 악몽을 꾼다면 스트레스를 줄이고, 무서운 영상은 보여주지 않는다. 야경증은 수면 중 심한 공포를 보이는 것은 비슷한데, 수면 시간 전반기에 일어나며, 아침에 일어나면 전날 밤에 있었던 일을 기억하지 못한다. 야경증은 간질과 같은 신경학적인 질환과 감별해야 하므로 반드시 병원 진료가 필요하다. 신경학적인 질환이 없는 야경증은 대부분 성장하면서 저절로 좋아진다.

폐쇄성 수면무호흡증은 잠자는 동안 숨 쉬는 공기가 지나는 숨길(기도)의 일부가 잠깐씩 막혀 일시적으로 숨을 쉬지 못하는 상태가 반복되는 것을 말한다. 코골이 소리가 심하고, '커억- 컥' 하면서 숨을 멈췄다 다시 쉬기도 하며, 야뇨증이 동반될 수도 있다. 수면무호흡증은 낮의 생활에도 영향을 미쳐 두통을 호소하거나 쉽게 피로하고, 과잉행동증을 보이기도 한다. 또 코로 숨 쉬지 못해 항상 입을 벌리고 숨을 쉬기도 한다. 목 입구에 있는 편도나 아데노이드가 지나치게 커서 생기는 경우가 가장 많고, 비만으로 기도 주변에 지방이 쌓이면서 기도가 좁아져 나타날 수도 있다.

그밖에 불안이나 스트레스, 천식, 우울증, ADHD 등도 수면 장애의 원인으로 나타나고 있다.

밤새도록 푹 자려면

아이가 자고 싶을 때 쉽게 잠들고, 아침까지 푹 자려면 수면 위생이 중요하다. 위생이라는 단어에는 깨끗이 한다는 의미가 담겨 있는데, 수면 위생은 잠을 잘 자기 위해 심리 상태를 깨끗이 해주자는 것이다. 수면 위생은 아이뿐만 아니라, 청소년과 어른에게도 똑같이 적용된다. 따라서 어려서 수면 위생을 잘 지키도록 습관 들이면 커서도 수면 문제로 고생하지 않는다.

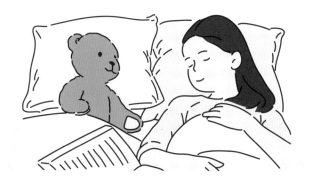

**영유아를
위한
수면 위생**

- 자기 1시간 전부터는 TV나 스마트기기로 영상을 보여주지 않는다.
- 자기 전 1시간 동안은 아이가 흥분할 수 있는 놀이나 장난은 피한다.
- 자는 시간을 일정하게 하고, 자기 전 30분 동안 마음이 안정되도록 책 읽기와 같은 정적인 활동을 하는 습관을 들인다.
- 낮 동안 햇볕 아래서 신체 활동을 한다.

**초·중생을
위한
수면 위생**

- 잠자기 1시간 전부터는 무섭고 폭력적인 영상이나 게임은 피한다.
- 침대에서 책을 읽거나 숙제를 하지 않으며, TV나 스마트폰도 보지 않는다.
- 침대에 누워서 15분 이내에 잠들지 않으면 침대 밖으로 나와 책을 읽거나 다른 조용한 활동을 하다 졸릴 때 다시 침대로 간다. 이때 영상을 봐서는 안 된다.
- 주말에도 주중과 같은 시간에 자고 일어난다.
- 초콜릿, 탄산음료 등 카페인이 든 음식 섭취를 제한한다.

52
현명하게 스마트기기 활용하기

집에 TV, 스마트폰, 태블릿PC, 게임기까지 다 있는데, 아이에게
안 보여줄 수도 없고 어떡하죠?

스마트기기를 모두 없앨 수는 없지만, 적어도 2세까지는 보여주지 않는 게
좋아요. 이후에도 하루 1시간을 넘기지 말고요. 이를 위해서는 스마트기기
이용 규칙을 만들고, 가족 모두가 지켜야 해요. 또 스크린 제로 타임을 만들
고, 이 시간에는 아이와 몸으로 놀아보는 것도 좋아요.

빌 게이츠, 자녀 14살까지 휴대폰도 안 줬다

요즘 아이 키우면서 가장 고민되는 것이 무엇이냐고 물으면 '핸드폰과 게임'을 꼽
는 부모가 많다. 스마트기기를 숨 쉬는 공기처럼 자연스럽게 받아들이는 우리 아이
들을 어떻게 지도해야 할지 고민하지 않을 수 없다. 가정에서 스마트기기 사용 규칙
을 정하고, 적정하게 관리해야 한다는 점에는 이견이 없다.

세계적인 IT 기업 마이크로소프트의 창업자 빌 게이츠도 자녀에게 14살까지 휴
대폰을 금지하고 그 후에도 식탁에서 휴대폰을 사용하지 못하게 했으며, 잠자기 전

에도 IT 기기를 사용할 수 있는 시간을 제한했다. 스마트폰 혁명을 이끈 애플의 스티브 잡스도 자녀에게 스마트기기를 제한한 것으로 유명하다. 최초의 태블릿PC인 아이패드를 출시해 세상을 깜짝 놀라게 했던 2010년, 뉴욕 타임스 기자가 자녀도 아이패드를 좋아하느냐고 물었더니 "아이들은 아이패드를 써본 적이 없다. 집에서는 (컴퓨터, 스마트기기 등) 사용 시간에 제한을 둔다."고 했다.

스크린 미디어 사용 시간은 신체 발달과 언어·인지 발달, 정서 발달, 행동 발달, 사회성, 애착 등 관련되지 않는 곳을 찾기 어려울 정도로 아이 성장 전반에 복합적으로 영향을 미친다. 스크린 타임이 길수록 체질량 지수가 증가하고, 주말 야외 활동 시간이 감소한다. 2세 이전에 스크린 미디어에 노출되면 언어 발달이 지연된다. 이는 부모가 주는 언어 자극이 감소하고, 아기가 말할 기회도 줄기 때문이다. 또한 TV를 많이 볼수록 과활동성이 증가하고 부산한 아이가 되는 것으로 나타났으며, 특히 TV를 보며 밥을 먹는 아이에게 이런 현상이 두드러졌다. 영유아기 스크린 타임은 성장한 후의 스크린 타임에도 영향을 미쳐서, 2세 이전에 TV 시청 시간이 길수록 6세 이후의 TV 시청 시간이 길어지는 것으로 나타났다.

24개월~5세 미만, 스크린 미디어는 하루 한 시간 이내로

아이의 스마트기기 사용 시간을 정할 때 쓰는 용어가 스크린 타임이다. 스크린 타임은 스마트폰은 물론, TV와 컴퓨터, 태블릿PC, 비디오게임 콘솔, 휴대용게임 콘솔 등 모든 스크린 미디어를 사용하는 시간을 의미한다. 세계보건기구WHO가 내놓은 가이드라인에 따르면, 24개월 미만의 아기는 어떤 스크린 미디어도 보지 않는 것이 좋다. 2세부터 5세 미만 아이에게는 하루 1시간 이내로 보여주는 것이 좋으며, 짧을수록 좋다. 또 5~17세 어린이·청소년도 스크린 타임을 제한해야 한다고 강조하고 있다. 다만 몇 시간 이내로 제한해야 하는지에 대해서는 상세한 지침을 내놓지 않고 있는데, 이는 시간이 중요하지 않다는 의미가 아니라 관련 전문가 사이에 명확한 결론이 나지 않았기 때문이다. 이와 관련해서는 캐나다와 호주의 가이드라인을 참고해볼 수 있다. 두 나라 모두 5~17세 어린이·청소년은 하루 2시간 이내로 권장하고 있다.

가족이 함께 '스크린 제로 타임'

하루 한두 시간 이내로 스크린 타임을 제한하는 것이 쉽지는 않다. 초등 저학년 이하 아이는 스스로 조절하는 힘이 부족하므로 스마트폰이나 태블릿PC, TV 리모컨 등 아이가 접근할 수 있는 스크린 미디어는 부모가 관리해야 한다. 미디어는 부모가 정해준 시간에, 부모가 허락한 미디어만 이용하도록 하는 것이 중요하다. 아이가 스크린 미디어를 사용할 때는 부모나 보호자와 떨어져서 혼자 하는 것이 아니라, 어른이 볼 수 있는 장소에서 하도록 지도하자. 또 어떤 것의 보상으로, 혹은 협상으로, 혹은 아이를 달래기 위해 스크린 미디어를 사용하는 것은 미디어 오남용을 더욱 부추길 수 있으므로 조심해야 한다.

스크린 타임을 지키기 위해서는 아이뿐만 아니라 가족 모두가 함께 규칙을 지켜야 하고, 특히 부모가 롤 모델이 되어야 한다. 부모가 수시로 스마트폰을 보면서 아이만 제한하는 것은 효과가 없고 반감만 커진다. 가족 모두가 의논해 '스크린 제로 타임'을 만들어보는 것도 좋다. 이 시간은 누구도 예외 없이 스크린 미디어를 쓰지 않고, 가족이 함께하는 활동을 하거나 각자의 일에 집중하는 것이다.

세계보건기구는 아이의 스크린 타임을 엄격히 제한하는 대신 신체 활동을 활발하게 할 것을 권고한다. 12개월 미만 아기는 하루에 30분 이상 바닥에 엎드린 자세로 보호자와 대화하며 몸을 움직일 것을 추천한다. 1세~5세 미만 영유아는 하루 180분 이상 다양한 신체 활동을 하되, 3세~5세 미만은 중-고강도의 활발한 활동이 60분 이상 포함되어야 한다. 스크린 타임을 줄이고, 신체 활동 시간을 늘리는 일은 좋은 부모가 반드시 지켜야 할 실천적 덕목이다.

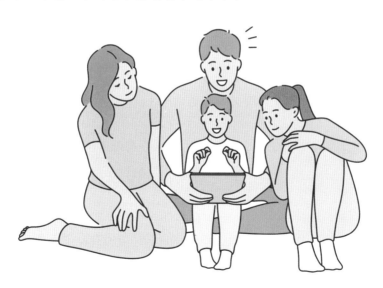

53

아이가 학교에서 잘 적응하고 있을까?

아이가 새 학기 시작되고, 한 달쯤 후부터 종종 배가 아프다고 해요.
특별히 잘못 먹은 것도 없고 변도 잘 보는데, 자꾸 배가 아프다고 하니
학교에서 무슨 일이 있는 건 아닌지 걱정돼요.

특별한 원인이 없는데도 불구하고 신체 증상을 자주 호소할 때는 스트레스
가 심하거나 말 못 할 고민이 있을 수 있어요. "꾀병 부리지 마." 같은 직설적
표현은 삼가고, 걱정 근심이 많으면 몸이 아플 수도 있다는 것을 이해시키신
뒤 경청과 적절한 지지로 대화의 문을 열어보세요. 담임 선생님과 학교생활
에 대해 상담하는 것도 필요합니다.

초등 입학, 새로운 전환점 맞은 아이에게 필요한 것은?

아이가 성장하는 동안 몇 개의 전환점이 있다. 초등학교 입학도 중요한 전환점이
며 하나의 큰 사건이기도 하다. 학교는 규칙과 질서를 잘 지켜야 하는 곳이며 다른
환경에서 자라온 친구와 크고 작은 갈등이 생기고, 갈등을 해결하기 위해 타협도
필요한 작은 사회다. 어리게만 보이던 아이가 학교에 들어가면 기쁜 일도 있겠지만,
힘든 일이 파도처럼 밀려올 수 있다.

아이가 학교에 잘 적응하는지, 선생님이나 친구와 잘 지내는지 궁금해서 아이에게 이것저것 물어보지만 궁금증을 풀어줄 만큼 구체적으로 대답하지 않는다. 이 시기 아이의 인지발달은 구체적 사고기^{Concrete Operation Stage}로, 경험에 비추어 어느 정도 논리적으로 사고하는 것은 가능하나, 아직 추상적인 사고가 어려워 감정과 생각을 말로 표현하는 것에 서툴다. 그래서 아이의 마음을 알기 위해서는 대화보다 관찰이 중요하다. 아이 행동에 대해 좋고 나쁨을 판단하고 고쳐주려는 마음은 잠시 접어 두고, '그저 주의 깊게 관찰하는 것^{Just Careful Watch}'이다. 이를 위해서 엄마는 '엄마의 마음'이라는 돋보기를 통해 아이를 판단하지 말고, 객관적 관찰자가 되겠다는 마음으로 '아이가 왜 그런 행동을 할까?' 고심해보는 시간이 필요하다.

아이가 보내는 몇 가지 신호

아이가 학교나 친구 관계 등 여러 문제로 스트레스를 받아 마음이 힘들 때 겉으로 보이는 징후는 매우 다양하고, 아이마다 조금씩 다르다. 하지만 대표적인 몇 가지 행동이 있으며 다음과 같다.

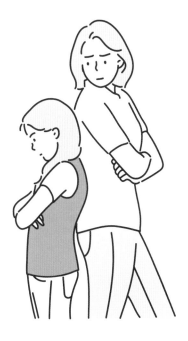

- 예전과 다르게 자주 배가 아프다고 한다. 또는 다른 신체 증상을 반복적으로 호소한다. 두통과 근육통, 관절통이 많으며, 남자아이보다 여자아이에게 더 흔하다.
- 짜증이 많아지고, 갑자기 떼를 많이 쓰거

나 반항적 행동이 늘어난다.

- 수면 습관이 바뀌어 잠을 깊게 자지 못하거나 악몽을 꾸기도 한다.
- 유난히 위축돼 보이고, 소극적으로 변하며, 자기 주도적인 모습도 줄어든다.
- 눈 깜빡임과 같은 틱 증상이 새로 보이기 시작한다.

학교에 처음 적응하는 시기나 학교에서 특정 상황과 맞물려 위기의 징후가 관찰되고, 일정 시간이 지나도 좋아질 기미가 안 보이면 아이가 무언가 혼자 해결하기 힘든 괴로움을 안고 있는 것이 아닌지 고민해봐야 한다. 이때 아이가 학교에서 속상했던 일을 토로하면 최선을 다해 경청하자.

아이의 회복력을 키워주는 '적절한 지지'

학교폭력이나 따돌림 같은 분명한 문제는 부모가 나서서 아이를 보호해야 하지만, 사실 모든 고민을 다 해결해줄 수는 없다. 아이 마음이 부모 뜻대로 되지 않는다고 부모가 더 속상해하거나 힘들어하면 아이도 그런 부모 마음을 읽고 점점 더 마음을 감추려 할지도 모른다. 차분하고 여유 있는 마음으로 아이를 바라봐주는 것만으로도 큰 도움이 되고, 아이는 한결 나아질 수 있다. 이때 중요한 것은 '적절한 지지 Right Support'다. 좌절이나 스트레스를 영원히 피할 수는 없다. 이를 겪으면서 잘 회복할 힘이 더 중요하다. '적절한 지지'를 주는 방법 몇 가지를 소개한다.

- 건강하고 안정된 부모-자녀 관계를 맺는다. 평상시 아이와 돈독한 관계를 유지하고 신뢰하는 마음을 보여주면, 아이는 넘어져도 다시 일어설 수 있는 자

신감이 생긴다.

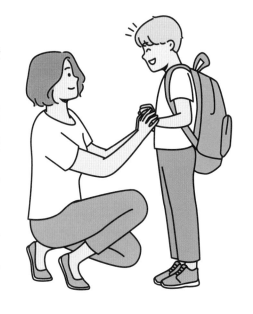

- 아이가 좋아하는 활동을 같이 즐겁게 하며 긴장을 이완시킨다.
- 완벽하지 않아도 괜찮고, 넘어져도 괜찮다고 얘기해 여유를 갖게 한다. 실수는 누구나 할 수 있고, 실수를 되풀이하지 않는 것이 더 중요하므로, 지나간 실수에 대한 자괴감보다는 앞으로 실수를 줄이는 긍정적 미래를 보게 한다.
- 자신의 잘못을 인정하고, 받아들일 수 있는 아이가 되는 것도 중요하다고 알려준다.
- 자신만 옳고 다른 아이는 무조건 틀렸다는 자기중심적 사고를 하지 않도록 지도한다.
- 모든 친구와 다 친하게 지낼 수 없고, 그럴 필요도 없다는 것을 이해시킨다. 친절을 베풀어도 잘 받아주지 않는 친구에게 너무 상실감을 느끼지 않도록 하고, 자신의 잘못이라고 자책하지 않도록 다독거린다.

틱 장애

아이가 갑자기 코를 킁킁거리고 눈을 찡긋찡긋하거나 비비기도
해요. 이거 틱 아닐까요?

이런 증상이 환절기에 시작됐다면 알레르기 질환이나 축농증 같은 질환일
가능성이 상당히 커요. 병적인 원인이 있는지부터 확인하시는 것이 좋아요.
그런 게 아니고 틱이 맞다면, 아이에게 행동의 이유를 묻거나, 하지 말라고
다그치지 마세요. 아이가 노력한다고 멈출 수 있는 게 아니랍니다. 긍정적
이든, 부정적이든 반응을 하지 않는 게 좋아요. 다만 무관심을 가장한 관심
으로 꾸준히 관찰하고, 틱이 1년 이상 지속되거나 음성 틱과 운동 틱이 같이
나타나는 등의 변화가 있으면 치료를 시작하는 것이 좋아요.

틱 이전에 콧병이나 눈병부터 확인해야

아이가 언제부턴가 눈을 자주 깜빡이거나 코를 찡긋거리나 입을 내미는 등의 행동
(운동 틱)을 하거나, 기침하거나 킁킁거리거나 뭔가를 빨아들이는 듯한 소리(음성 틱)를
낸다. 아이가 이런 행동이나 소리를 낼 때 왜 그러냐고 물어보면 아이는 이유를 말하
지 못할 뿐만 아니라 자신이 그렇게 했다는 것조차 알지 못한다. 이것이 바로 틱의 대

표적인 증상이다. 틱 증상은 갑작스럽고 빠르게 나타나며 반복적인 양상을 보인다.

틱이 의심될 때는 증상을 유발할 만한 다른 원인이 있는지부터 살펴야 한다. 틱이 아닌지 걱정돼서 찾아오는 아이 중에는 콧병이나 안과 질환이 있는 경우가 상당히 많다. 콧병 중에는 알레르기 비염이나 축농증이 많은데, 특히 환절기에 틱이 의심돼서 오는 아이의 70% 정도가 여기에 해당한다. 눈을 자주 깜빡거리는 아이는 알레르기 결막염이 있거나 눈썹이 안구를 찌르거나 안구건조증이 있는 경우도 많다. 이처럼 콧병이나 눈병이 원인일 때는 이에 맞는 약물 치료만 잘해도 증상이 사라진다.

틱으로 의심되는 증상이 있으면서 콧병이나 눈병 같은 다른 기질적인 원인이 없을 때는 정말로 틱이 맞는지, 아니면 투레트 장애인지, 또 틱이라면 일과성인지 지속성인지 면밀히 살핀다. 틱 장애를 진단할 때는 증상과 기간을 함께 봐야 한다. 운동 틱과 음성 틱이 함께 나타나면서 증상이 1년 이상 지속되면 투레트 장애로 본다. 투레트 장애는 2가지 이상의 틱이 동시에 나타나지 않고 바꿔가며 생길 수도 있으며, 거의 매일 증상을 보인다. 이와는 달리 운동 틱이나 음성 틱 중 한 종류의 틱만 있으면 틱 장애인데, 지속 기간에 따라 일과성(1년 이내)과 지속성(1년 이상)으로 나눈다. 틱 장애와 투레트 장애 모두 18세 이전에 발병한다.

무관심을 가장한 관심이 필요해요

일시적으로라도 틱 증상을 보이는 아이는 상당히 많다. 연구에 따라 비율이 다르지만 적게는 5%에서 많게는 18%까지 나타난다고 보고된다. 틱 증상을 보인다고 해서 다 틱 장애라고 진단할 수 있는 것은 아니다. 앞에 설명한 것처럼 코 질환이나 안과 질환 같은 기질적인 원인이 없어야 한다. 틱이 가장 많이 나타나는 연령은 6~8세

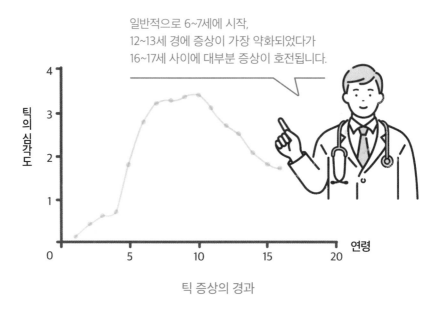

일반적으로 6~7세에 시작,
12~13세 경에 증상이 가장 약화되었다가
16~17세 사이에 대부분 증상이 호전됩니다.

틱 증상의 경과

로 초등 저학년이다. 이후 초등 고학년이나 사춘기 초기에 증상이 가장 심하다가 사춘기 후반부터 점차 줄어든다. 일과성 틱이 가장 많고, 투레트 장애는 1% 정도다.

틱은 뇌 신경계 회로의 기능적 이상으로 발생하는 것으로 알려져 있다. 증상은 아이가 긴장하거나 스트레스를 받을 때, 피곤하거나 흥분할 때 더 심해진다. 반대로 휴식을 취하거나 한 가지 행동에 집중하면 줄어들 수 있다.

아이가 틱 증상을 보인다고 해서 부모가 "왜 그러냐?"고 캐묻거나 못 하게 제지하는 것은 좋지 않다. 일시적으로 참을 수는 있지만, 시간이 지나고 혹은 장소가 바뀌면 다시 하기 때문이다. 그렇다고 해서 "괜찮아, 해도 돼."라고 말해서도 안 된다. 긍정적인 반응이든 부정적인 반응이든 증상을 완화하는 데 도움이 되지 않는다. 부모가 관심을 두고 지켜보기는 하되, 관심이 있다는 것을 아이가 모르게 해야 한다.

약물 치료가 필요한 상황

부모가 무관심을 가장해야 한다고 해서 정말로 무관심해서는 안 된다. 틱 증상
이 어떻게 변하는지 늘 신경 써서 관찰해야 한다. 특히 운동 틱이 복합 틱의 형태로
악화되지는 않는지, 운동 틱과 음성 틱이 같이 나타나지는 않는지가 중요하다. 복합
틱은 여러 개의 근육군이 연관돼 나타나는 것으로, 단순 틱이 연결된 동작으로 나
타나는 것도 포함한다. 눈을 깜빡이면서 코를 씰룩이고 어깨를 돌리는 일련의 동작
을 함께 하는 것이 복합 틱이다. 또 음성 틱도 단순히 킁킁거리거나 기침하는 게 아
니라 의성어나 단어, 문장으로 말하거나 욕설을 뱉거나 남의 말을 따라는 것이 복합
틱이다. 복합 틱은 스스로 조절이 어려우며, 학교에서 수업 중에 벌떡 일어나거나 다
른 사람의 행동을 따라 해 놀림을 당하고 또래로부터 소외되며, 학업 성취도가 떨어

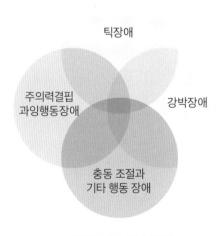

다양한 정서 행동 장애

지기도 한다. 이 정도 증상이면 투레트 장애일 가능성이 크다.

틱 증상과 함께 다른 정서 행동상의 문제가 있는지도 주의 깊게 살펴봐야 한다. 특히 틱 장애는 틱 증상 자체보다 동반된 다른 문제로 어려움을 겪는 경우가 더 많다. 동반된 문제로 ADHD가 가장 많고, 강박 장애와 학습 장애도 흔하다.

지속성 틱 장애나 투레트 장애는 약물 치료와 행동 치료를 병행하며, 동반 질환에 따라 치료 방법이 조금씩 달라질 수 있다. 틱 장애나 투레트 장애를 약물로 치료하는 것에 대해 막연한 두려움을 가진 부모도 있는데, 증상을 조절하는 가장 효과적인 방법이 약물 치료다. 동반된 다른 이차적인 문제를 해결하기 위해 정신 치료, 가족 치료, 행동 수정 치료 등을 같이 하더라도 약물 치료를 병행하는 것이 효과적이다.

ADHD, 약 복용하면 나을까요?

아이 친구가 갑자기 수업 태도가 좋아지고, 성적도 올라서
물어봤더니, ADHD 약을 먹었대요. 우리 아이도 이 약을 먹으면
공부 잘할 수 있을까요?

ADHD 치료약 중에는 산만함을 줄이고 집중력을 향상시키는 작용을 하는
것이 있어서, 약물 치료 후 학습 능력이 올라갈 수 있어요. 하지만 뇌 신경
회로가 정상적으로 작동하는 아이한테는 이런 효과를 기대하기 어려워요.
치료약이 필요 없는 아이에게 약을 먹이면 오히려 부작용이 생길 수 있으므
로 복용해서는 안 됩니다.

ADHD 키워드 세 가지

"아이가 천방지축이야. 너무 산만해. 잠시도 가만히 있지 못해." 예전에는 이렇게
치부하고 넘겼다면, 요즘은 정확하게 검사를 받고, ADHD로 진단받는 경우가 많다.
ADHD는 Attention-Deficit Hyperactivity Disorder의 줄임말로, 주의력결핍
과잉행동장애라는 뜻이다. 용어에서 알 수 있듯이 주의가 산만하고, 과잉행동을 하
며, 충동성이 커서 가정이나 학교, 사회생활에 지장을 초래하는 발달성 질환이다.

ADHD는 세 가지 특성이 있으며, 각 특성별 행동 양상은 다음과 같다.

① **주의 산만** inattention
- 학업, 일, 기타 활동을 하면서 세심한 주의를 기울이지 못하거나, 부주의한 실수를 자주 한다.
- 과제 수행이나 놀이 중 지속적인 주의 집중에 어려움을 겪는다.
- 대놓고 이야기하는데도 듣지 않는 것처럼 보일 때가 자주 있다.
- 지시를 따라오지 않고, 학업이나 심부름을 끝내지 못할 때가 종종 있다. 다만 반항적이거나 혹은 지시를 이해하지 못해서가 아니다.
- 과제나 활동을 체계적으로 조직하는 것에 곤란을 겪는다.

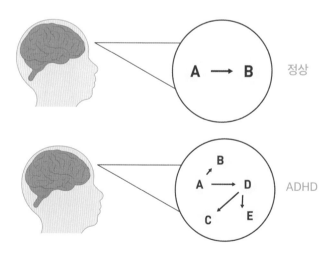

ADHD 행동 양상 예시

- 지속적으로 정신을 쏟아야 하는 일을 피하거나, 싫어하거나, 혹은 거부한다.
- 연필이나 책 등 과제나 활동에 필요한 것을 잘 잃어버린다.
- 외부에서 자극이 들어오면 쉽게 주의가 산만해진다.
- 일상적인 일을 자주 잊어버린다.

② 과잉 행동 hyperactivity

- 손발을 가만두지 않거나, 자리에서 꼼지락거린다.
- 가만히 앉아 있어야 하는 교실이나 기타 상황에서 돌아다닌다.
- 적절하지 않은 상황에서 지나치게 달리거나, 혹은 기어오른다. 청소년이나 성인은 안절부절못한 기분만 갖기도 한다.
- 조용하게 놀거나 레저 활동을 하지 못하는 수가 많다.
- 쉴 새 없이 활동하거나 마치 모터가 달린 것 같이 행동한다.
- 자주 지나치게 말을 많이 한다.

③ 충동적 행동 impulsivity

- 질문이 끝나기도 전에 대답해버리는 수가 많다.
- 차례를 기다리는 것이 어렵다.
- 다른 사람에게 무턱대고 끼어들거나 방해한다. 예를 들어 말이나 게임에 끼어든다.

위 증상 중 일부가 7세 이전에, 발달 수준에 맞지 않게 나타나고, 이런 증상이 6개월 이상 지속돼, 적어도 두 곳 이상 예를 들어 학교, 가정에서 적응하기 어려울 때

ADHD로 진단한다.

위와 같은 특성을 보이는 아이는 생각보다 흔하게 볼 수 있다. 대부분 주위에서 '철이 없다, 남자답다, 극성스럽다'라고 하며 지켜보다가 유치원이나 초등학교에 가서 또래와 다르게 튀거나 주목받으면서 병원에 오는 경우가 많다. ADHD 아동은 생각보다 많다. 유병률은 조사 기관마다 차이가 있지만 적게는 5%에서 많게는 15%까지 보고될 정도로 흔하다. 초등 한 학급에서 1~3명 정도는 ADHD일 수 있다.

ADHD 치료약이 공부 잘하는 약?

ADHD는 기본적으로 신경 발달성 질환이다. 원인이 정확하게 규명되지 않았지만, 전두엽을 포함한 뇌 신경계 회로의 성장이 또래보다 미숙하거나 유기적 상호작용이 어려워질 때 발생한다. 이런 신경 발달학적 특성이 나타나는 데는 유전적 요인과 환경적 요인 모두가 복합적으로 작용한다고 알려져 있다. 하지만 개인별 특성도 다르고, 어떤 하나가 원인이라고 딱 집어 말하기 어렵다. 다만 의학적으로 밝혀진 신경계적 특성을 안정화하고 정상화하면 증상을 완화할 수 있다. 그래서 약물 치료가 중요하다.

ADHD 증상으로 인해 가정이나 학교에서 갈등이 커지고, 아이 자신도 힘들어할 때는 적극적인 치료가 필요하다. ADHD 치료는 크게 교육적 접근, 인지 행동적 치료, 약물 치료 등 3가지를 병용한다. 증상이 비교적 가볍거나 증상으로 인한 문제가 심각하지 않다면 약물 치료 없이 환경 조절이나 부모 상담, 행동 수정 방법 등을 먼저 실시한다. 하지만 증상이 가볍지 않다면 약물 치료를 적극 고려한다. 약물 치료를 하면 ADHD 증상이 완화돼 자연스럽게 친구 관계가 좋아지고, 아이 자존감이 올라가며, 부모-자녀 관계도 개선된다. 약물 치료를 하면 집중력이 높아지고, 과잉 행동이 줄어들며, 충동성도 완화된다. 특히 집중력이 개선되면서 학습 부진을 겪던 아이가 수업 태도가 좋아지고, 성적도 올라가는 사례가 많다. 그래서 ADHD 치료약을 '공부 잘하게 하는 약'이라고 오인해 아이에게 먹이고 싶어 하는 부모도 있다. ADHD 치료약을 먹으면 정말 성적이 쑥쑥 올라갈까? ADHD 치료약에 대해 좀 더 자세히 알아보자.

ADHD 약, 학업 향상엔 도움 안 돼

ADHD 치료약 중 대표적인 것이 메틸페니데이트Methylphenidate 성분의 약이다. 이 약은 뇌 신경세포의 흥분을 전달하는 신경전달물질인 도파민과 교감신경계를 자극해, 집중력을 증가시키는 노르에피네프린을 증가시키고, 중추신경계를 자극한다. 그 결과, 주의 집중력은 높이고, 산만함은 감소시킨다. 실제 치료 반응률도 상당히 높아서(70~90%) ADHD로 진단받은 아이가 이 약을 복용하면 학습 속도와 단기 기억력을 포함한 전반적인 수행도가 올라간다. 즉 전보다 공부를 잘하게 된다.

그렇다면 일반 아이도 이 약을 먹으면 머리가 좋아질까? 또 집중력이 향상되고 성적도 올라갈까? 하지만 대뇌 도파민계 회로가 정상적으로 작동하고 있다면 이 약을 먹는다고 해서 ADHD 아이처럼 눈에 띄게 집중력이 향상된다고 보기 어렵다. 이미 기본적인 인지 기능이 정상적으로 능력을 발휘하고 있기 때문이다.

다만 메틸페니데이트 제제는 각성 효과가 있다. 공부할 때 졸리거나 컨디션이 좋지 않다고 느낄 때 커피나 에너지 음료를 마시는 것과 같은 효과다. 이런 각성 효과 때문에 순간의 기억력이나 집중력이 좋아진 듯 느낄 수 있으나 오래 지속되지 못한

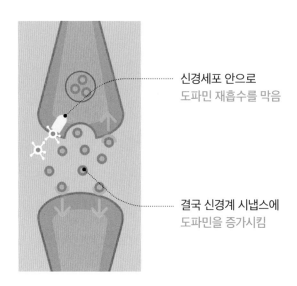

신경세포 안으로
도파민 재흡수를 막음

결국 신경계 시냅스에
도파민을 증가시킴

도파민의 합성과 분비

다. 결과적으로 학습 결과에 큰 차이가 없다는 게 대다수의 연구 결과다. 게다가 이약은 중추신경계에 작용하는 만큼 부작용 우려가 있다. 일반 아이가 이 약을 먹으면 두통이나 불안감을 유발할 수 있다.

ADHD 진단을 받은 아이에게는 메틸페니데이트 제제가 집중력과 인지 기능을 향상시킬 수 있지만, 그렇지 않은 아이가 임의로 약을 복용하는 것은 학습 면에서 득이 없고, 오히려 남용의 위험이 있으므로 복용해서는 안 된다.

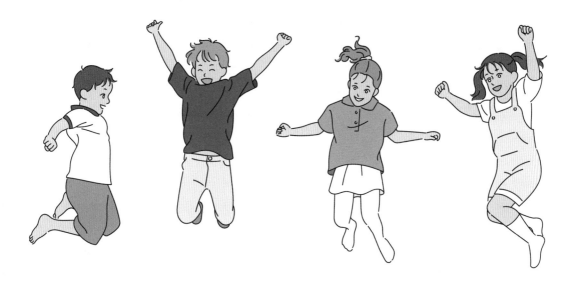

부모 양육 태도 검사

대상 소아·청소년 자녀를 둔 보호자

방법 아래 문항을 읽고 부모의 양육 태도에 대해 체크하여 통제 점수와 애정 점수를 얻는다. 각 점수에 맞는 애정 등급과 통제 등급을 확인한 뒤 평가표에서 애정 등급과 통제 등급이 맞닿은 곳에 있는 나의 유형을 확인한다.

질문

	통제 질문	전혀 아니다	아니다	그렇다	매우 그렇다
1	아이가 자기 물건이나 공간을 정리하지 않으면 다른 일을 할 수 없도록 교육한다.	0	1	2	3
2	아이의 식사 시간을 정해두고 시간 내에 먹도록 교육한다.	0	1	2	3
3	아이가 잘못했을 때, 상황이 어떻더라도 훈육은 꼭 필요하다고 생각한다.	0	1	2	3
4	다소 과격한 행동이라도 아이가 하는 행동은 받아주는 편이다.	3	2	1	0
5	아이와 함께 생활하며 만든 규칙은 꼭 지켜야 한다고 생각한다.	0	1	2	3

6	아이가 잘못했을 때, 행동에 대한 훈육을 우선한다.	0	1	2	3
7	상황에 따라 몸으로 아이의 행동을 제지한 적이 종종 있다.	0	1	2	3
8	아이가 하고 싶은 것은 일단 경험하게 하는 편이다.	3	2	1	0
9	아이에게 아이의 친구와 키, 행동 양상, 발달 수준 등을 비교한 적이 있다.	0	1	2	3
10	훈육에 있어 사랑의 매나 벌이 필요하다고 생각한다.	0	1	2	3
11	"해", "해야 해", "해야지!" 등의 표현을 자주 사용한다.	0	1	2	3
12	규칙이나 예절보다 아이를 신뢰하고 결정에 따라주는 것이 중요하다고 생각한다.	3	2	1	0
통제 점수 합계		(		) 점	

	애정 질문	전혀 아니다	아니다	그렇다	매우 그렇다
A	아이가 부르거나 찾으면 하던 일이 있더라도 즉각적으로 반응해주는 편이다.	0	1	2	3
B	아이가 좋아하는 놀이 또는 장난감을 2개 이상 알고 있다.	0	1	2	3
C	아이의 물건 또는 음식을 고를 때 아이 의견을 물어본다.	0	1	2	3
D	아이가 영상을 시청할 때 자유롭게 보도록 두는 편이다.	3	2	1	0
E	하루의 시작과 끝에 사랑이 담긴 인사를 한다.	0	1	2	3

F	아이와 스킨십, 사랑한다는 표현을 자주 한다.	0	1	2	3
G	아이가 행동 또는 작품 등에 대해 자랑할 때, 구체적인 칭찬을 해주는 편이다.	0	1	2	3
H	아이 앞에서 또는 아이에게 부정적인 감정을 호소하거나 표현한 적이 있다.	3	2	1	0
I	아이의 말은 가능한 끝까지 들어주려고 하는 편이다.	0	1	2	3
J	교통 안전 및 생활 안전(위험한 도구 등)에 대해 아이에게 충분히 설명한다.	0	1	2	3
K	아이의 수면 시간을 정하고, 패턴을 교육하는 것보다 아이가 잘 잘 수 있는 환경을 만들어주며 도와주는 편이다.	0	1	2	3
L	아이의 안 좋은 습관은 시간이 지나면 고쳐질 거로 생각한다.	3	2	1	0
애정 점수 합계			(	) 점	

평가

점수에 따른 등급 분류

통제	0~9점	10~18점	19~27점	28~36점
애정	0~9점	10~18점	19~27점	28~36점
등급	최하	하	상	최상

280

		애정			
	등급	최하	하	상	최상
통제	최하	방임적이고 무관심한 양육 태도	무관심한 양육 태도	허용적인 양육 태도	과하게 허용적인 양육 태도
	하	무관심한 양육 태도	다소 무관심한 양육 태도	다소 허용적인 양육 태도	허용적인 양육 태도
	상	엄격한 양육 태도	다소 엄격한 양육 태도	권위주의적인 양육 태도	권위 있는 양육 태도
	최상	통제적이고 엄격한 양육 태도	엄격한 양육 태도	권위 있는 양육 태도	합리적이고 권위 있는 양육 태도

• 평가 예시: 애정 하 등급 + 통제 최상 등급 ⇒ 엄격한 양육 태도

양육 태도 설명

1 방임적이고 무관심한 양육 태도

애정과 관심이 다소 부족하다고 느껴질 수 있는 양육 태도입니다. 이 유형의 양육자는 과도한 스트레스 또는 환경적인 문제로, 자녀에게 관심을 두지 못하는 경우가 많아요. 이러한 양육 태도로 인해 아이가 다른 사람들과 친밀한 관계를 형성하는 데 어려움을 겪을 수 있어요. 아이를 위해 조금 더 고민하여, 하루 중 20분~1시간 정도는 오로지 아이에게 몰두할 수 있는 시간을 확보하길 바랍니다.

2 무관심한 양육 태도

방임형 양육자는 아니지만, 자녀가 필요로 하는 부모의 역할이 조금 부족할 수 있습니다. 자녀는 이러한 유형의 양육자를 차갑고 무관심한 사람으로 느낄 수 있어, 안정감이나 또래 유능감 등이 조금 부족할 수 있어요. 아이와 상호작용을 충분히 하거나 아이에게 필요한 것을 알아주고 반응해주세요.

3 다소 무관심한 양육 태도

생활이나 훈육, 부모 역할 등에 좀 더 관심을 가지시면 좋은 양육으로 발전할 수 있는 태도 입니다. 아이의 요구에 관심을 기울이고, 아이의 행동과 말에 집중해보세요. 여러 놀이나 다양한 주제로 대화 나누기, 잠들기 전 교감하기 등 함께 하는 시간을 늘려보세요.

4 허용적인 양육 태도

아이에게 허용적인 양육 태도입니다. 공개적으로 의사소통하고 일방적으로 지시를 내리기 보다는 자녀 스스로 결정하도록 하는 등 아이를 위해 부드럽게 수용하려는 경향이 있어요. 이들 부모는 자녀를 행복하게 하기 위해 부모의 시간을 아이들에게 많이 쓰는 편입니다. 하지만 규칙과 기대치가 설정되지 않았거나 시행되지 않는 경우가 있어 아이의 행동 통제가 어려울 때도 있습니다. 아이가 참을성을 기르고 사회 적응을 잘하기 위해서는 무조건적인 허용보다는 적절한 통제도 필요해요.

5 다소 허용적인 양육 태도

아이이기 때문에, 또는 어린 나이임을 고려해 아이를 통제하기보다는 애정적인 태도를 더 보이려고 하는 양육 태도입니다. 일반적으로 자녀를 행복하게 하기 위해 부모의 시간 중 많

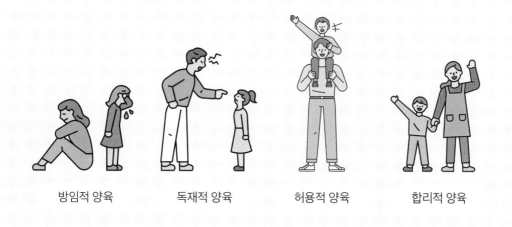

방임적 양육　　　　독재적 양육　　　　허용적 양육　　　　합리적 양육

은 부분을 아이와 보내는 경우가 많으며 그 결과 부모가 쉽게 피로해지고, 아이의 의존성

이 높아질 수 있습니다. 아이가 수행해야 한다고 생각하는 기준을 다시 생각해보고, 아이

를 논리적으로 훈육하려고 노력해보세요. 그러면 무리해서 많은 시간을 보내지 않아도 아

이 불안감을 줄일 수 있고, 정서적 만족도 더 깊어질 거예요.

6 과하게 허용적인 양육 태도

허용치가 너무 높은 양육 태도입니다. 아이 스스로 결정할 수 없는 부분까지도 아이가 결

정하게 하고 있지는 않나요? 이러한 유형은 과도하게 자녀와 정서적으로 교류하려고 하거

나, 자녀와의 갈등을 회피하는 경향이 있습니다. 이 때문에 아이는 적응력이 조금 부족하

고, 자신감에 비해 어떤 일을 끝까지 수행하지 못하는 경우가 많아요. 기본적인 예의범절이

나 가정 내 생활에 대해 아이와 함께 규칙을 만들고 지켜나가는 등의 방법이 필요합니다.

7 다소 엄격한 양육 태도 & 엄격한 양육 태도

(다소) 엄격하다고 느껴질 수 있는 양육 태도입니다. 자녀에게 요구하는 수준은 높으나, 자

녀가 부모에게 요구하는 반응을 충족시켜주지는 못해요. 자녀 감정이나 사회적, 정서적, 행동적 필요를 거의 고려하지 않고 규칙을 엄격하게 시행합니다. 자녀가 규칙이나 결과 뒤에 숨겨진 이유에 대해 질문할 때 종종 "내가 그렇게 말했기 때문에"라고 말하죠. 의사소통은 대부분 일방향입니다. 종종 엄격한 규율을 사용하고, 이를 '거친 사랑'으로 정당화합니다. 자녀와 대화하지만 의견이나 피드백을 원하지 않고, 완전한 통제를 가하려고 하는 등 권위를 내세웁니다.

8 통제적이고 엄격한 양육 태도

통제가 강한 양육 태도입니다. 이러한 양육 태도를 가진 부모는 아이 마음이나 상황적, 정서적 측면을 고려하지 않고 엄격한 규칙을 시행하는 유형이죠. 아이의 의견을 수용하지 않는 일방적인 의사소통 방법을 사용하고 있지는 않은지 되돌아볼 필요가 있어요. 아이가 느끼는 정서적 만족이나 애정이 부족할 수 있습니다. 아이의 독창적 사고를 들어주고, 지지하는 태도로 소통을 시작해보세요.

9 권위주의적 양육 태도

부모가 자녀에게 지원은 충분히 하지 않으면서, 요구 사항은 높은 권위주의적 접근 방식 ('엄격한 통치자')을 보입니다. 이 유형의 부모는 자신이 '상관'이기 때문에 순종을 기대하고 요구하며, 명령에 관해 설명은 하지 않아요. 규칙을 명확하게 제시하기 때문에 그에 따르면 잘 정돈되고 질서 정연한 환경이 만들어집니다. 해리포터의 가혹한 이모와 이모부, 그리고 신데렐라의 계모가 사용하는 양육 방식이 여기에 해당한다고 할 수 있어요. 이런 양육 태도 아래 자라난 자녀는 순종적이고 능숙할 가능성이 높지만, 행복이나 사회적 능력 및 자부심에서 낮은 점수를 받곤 합니다.

10 권위 있는 양육 태도

부모가 자녀 행동에 대한 기대가 높으면서, 그 기대가 합리적이고 일관된 모습을 보이면 자녀는 더 큰 능력과 자신감을 얻을 수 있어요. 또 자녀와 의사소통을 잘하고, 따뜻하게 반응하며, 강제력을 사용하지 않고, 추론을 통해 아이가 행동을 변화시키도록 지도할 때 능력과 자신감은 더 높아져요. 이것이 바로 권위 있는 태도입니다. 이 양육 태도를 견지하는 부모는 자녀의 활동을 지지하고 관심을 나타내지만, 지나치게 위압적이지 않고 건설적인 실수를 하도록 허용합니다. 서구 문화에서는 이런 '친절한 교사'와 같은 자세를 최고의 양육 태도로 여기죠. 권위 있는 부모 아래 자란 자녀는 대체로 행복하고 유능하며 사회적으로 성공하는 편이라고 합니다.

11 합리적이고 권위 있는 양육 태도

부모가 자녀에게 요구하는 수준도 높고, 자녀도 부모가 요구하는 수준에 잘 응답합니다. 자녀를 잘 이해하고 유연하게 대하려 노력하면서도, 도달해야 할 수준과 규칙은 명확하게 제시하죠. 자주 의사소통하면서 자녀의 생각이나 감정, 의견에 귀 기울이고 충분히 고려합니다. 자녀에게 지나치게 개입하지 않고 자연스러운 결과가 나오도록 허용하지만(예, 공부를 하지 않아 성적이 낮게 나옴) 이런 기회를 이용해 아이가 반성하고 학습하도록 돕습니다. 권위를 가지고 양육하고 지원하며, 종종 자녀의 필요에 맞추기도 하죠. 또 개방적이고 정직한 토론을 통해 가치와 추론을 가르칩니다. 그래서 자녀는 자제력이 있고, 스스로 생각하는 힘을 길러갑니다.

주의 사항 이 테스트는 보호자의 양육 태도 및 훈육 방법 등을 점검해볼 수 있도록 도움을 주기 위한 것으로, 참고용으로 사용하시기 바랍니다.

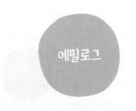

37.5℃의 눈물

이제는 저출산 현상이라는 말이 더 이상 새롭지 않다. 언론에서는 지방 도시의 소멸 가능성을 우려하고 있고, 온갖 대책에도 불구하고 출산율은 0.7명대로 떨어졌다. 이대로라면 향후 50년 동안 인구가 약 30% 감소할 것이라는 암울한 전망도 나오고 있다. 소아청소년과 의사들 사이에는 오늘 본 환자 수가 앞으로 볼 환자 수보다 가장 많은 환자 수라는 이야기가 있다. 계속 진료를 할수록 환아 수가 줄어들 것이라는 걱정이다.

최근 열이 나는 아이를 데리고 온 엄마가 있었다. 아이는 수족구병 진단을 받았다. 발열이 있고 감염 가능성이 있으니 어린이집은 일주일 정도 갈 수 없다는 설명과 함께 처방하였는데 갑자기 아이 엄마가 우는 것이었다. 주변에 부탁할 사람도 없고 직장도 나가야 하니 어떻게 해야 할지 몰라서였다. 아이 돌봄서비스가 있기는 하지만 급한 상황에는 이용하기가 어렵고, 질병 상태가 심한 아이나 전염력이 강한 아이는 돌봄서비스를 받기 어려운 것이 현실이다. 실제 소아청소년과 의사들이 매일 진료실에서 마주하는 안타까운 사연인데, 이러한 현실을 반영한 〈37.5℃의 눈물〉이라는 일본 드라마도 있다. 체온이 37.5℃가 넘어 학교나 보육 기관에 갈 수 없는 아픈 아이를 돌보는 보육 교사의 성장기를 그린 드라마다.

우리보다 저출산 문제를 먼저 겪은 일본은 여러 대책을 마련해 시행 중이다. 그중 하나가 민간 아동병원에서 아픈 아이들을 직접 보육하는 '병아 보육원'이라는 시설이다. 입원이 필요하지는 않으나 전염력이 있는 아픈 아이들을 보육교사와 간호사가 돌보고, 소아청소년과 전문의가 진료를 보고 회진을 돈다. 이 제도는 1966년부터 시행됐는데 연간 약 100만 명이 이용하고 있으며 보호자의 만족도가 높은 편이다. 하지만 숙련된 의료진과 보육교사를 구하기 힘들고 운영 공간이 부족해서, 실질적으로는 정부와 지자체의 지원으로 운영되고 있다. 한부모 가정 또는 맞벌이 부부의 아이가 아플 때, 감염력이 높은 질환이어서 가정이나 기관에서 보육하기 힘들 때, 이 시설의 역할이 특히 빛난다.

'아이 한 명을 키우려면 온 마을이 필요하다.'는 말이 있듯이 저출산 문제를 해결하기 위해서는 아이 키우기 편한 환경이 만들어져야 한다. 아픈 아이는 단순히 먹이고 재우고 놀아주는 것 이상의 돌봄이 필요하다. 질병에서 빨리 회복되도록 전문적인 돌봄이 이루어져야 한다. 따라서 병아 보육 제도를 모델로 우리 실정에 맞게 보완한 '한국형 아픈 아이 돌봄 제도' 도입이 시급하다고 생각한다. 우리 사회가 더 이상 모성이라는 신화에 사로잡혀서 육아를 담당하고 있는 부모의 경력이 단절되고 사회적 고립을 경험하는 것을 당연시하면 안 된다. 저출산 문제를 해결하기 위해서는 단편적인 지원책이 아닌, 육아를 사회가 함께 책임져준다는 인식이 보편화되고, 다양한 정책적 지원이 시행돼야 한다. 이러한 역할을 지역 거점 아동병원이 담당한다면, 아픈 아이를 두고 어쩔 줄 몰라 하는 부모의 눈물을 닦아줄 수 있지 않을까?

정성관

슬기로운 육아 처방전

펴낸날 초판 1쇄 2024년 9월 5일 | 초판 2쇄 2024년 9월 30일

지은이 정성관 백정현

펴낸이 임호준
출판 팀장 정영주
책임 편집 김은정 | **편집** 조유진 김경애
디자인 김지혜 | **마케팅** 길보민 정서진
경영지원 박석호 유태호 신혜지 최단비 김현빈

인쇄 ㈜웰컴피앤피
일러스트 영수, 차수연

펴낸곳 비타북스 | **발행처** (주)헬스조선 | **출판등록** 제2-4324호 2006년 1월 12일
주소 서울특별시 중구 세종대로 21길 30 | **전화** (02) 724-7633 | **팩스** (02) 722-9339
인스타그램 @vitabooks_official | **포스트** post.naver.com/vita_books | **블로그** blog.naver.com/vita_books

ⓒ 정성관, 2024

ISBN 979-11-5846-418-9 13510

비타북스는 독자 여러분의 책에 대한 아이디어와 원고 투고를 기다리고 있습니다.
책 출간을 원하시는 분은 이메일 vbook@chosun.com으로 간단한 개요와 취지, 연락처 등을 보내주세요.

비타북스 는 건강한 몸과 아름다운 삶을 생각하는 (주)헬스조선의 출판 브랜드입니다.